图解牙冠修复

高级技巧

—通过实际操作学习各步骤的要点：天然牙 & 种植修复—

（日）土屋贤司　著

黄　河　主译

金　辰　施璐琪　徐　勇　王玲玲　副主译

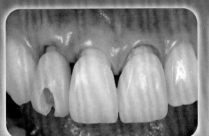
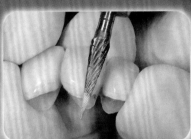
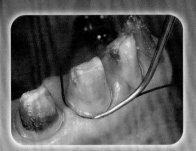

北方联合出版传媒（集团）股份有限公司

辽宁科学技术出版社

沈　阳

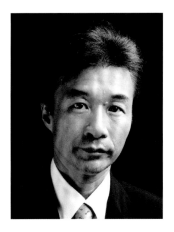

土屋贤司　著

著者简介

日本殆学会指导医师
日本牙周病医学会会员
日本口腔修复学会会员
日本口腔种植学会会员
日本美学修复学会会员
SJCD（日本临床牙科学会）常任理事
东京SJCD　顾问
OJ（日本骨整合协会）常任理事

1984年日本大学齿学部毕业
1989年于东京千代田创办土屋齿科诊所
2003年迁至同区成立土屋齿科工作室

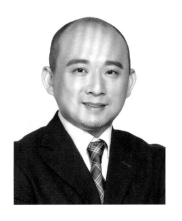

黄　河　主译

主译简介

苏州索菲亚齿科　院长
华人美学牙科学会　理事
苏州民营口腔医疗协会　理事
江苏省口腔医学会　委员
中日医学科技交流协会口腔分会　委员
中华口腔医学会　会员
义获嘉伟瓦登特公司　特邀讲师
GC而至齿科有限公司　特邀讲师

2001—2007年日本鹿儿岛大学齿学部
2007—2008年日本鹿儿岛大学附属医院
2008—2010年日本滨川齿科医院
2010—2012年德真会口腔诊所江苏区域总监

日本执业医师资格
中国执业医师资格

译者名单

主译

黄河（苏州索菲亚齿科）

副主译

金辰（马泷齿科中国）
施璐琪（苏州索菲亚齿科）
徐勇（北京和胜义齿制作有限公司）
王玲玲（苏州索菲亚齿科）

序

我从事口腔临床工作已经有四分之一个世纪。这期间，随着科技的进步、口腔材料与器械的不断发展，许多先进的医疗方法也得以在临床中应用。

刚毕业的口腔医师，在模仿、学习前辈们的成果与医疗技术的过程中，经过不断地钻研积累，会一步步地走向成功。在临床口腔治疗中最重要的是发现导致患者口腔现状的原因，并做出相应诊断。而在正确诊断的基础上，针对每位患者不同的需求制订治疗计划是非常重要的。准确达成治疗目标的这一过程所需要的医疗技术与诊断能力也同样重要。两者兼具，才可能取得临床上的成功。

本书并不是进行牙冠修复的操作标准说明，而是介绍了我迄今为止的临床经验。通过大量病例图片整理总结了在临床上容易出现的失败、实际操作时的要点等。其内容包括牙冠修复过程中不可或缺的"牙体预备""制作暂时性修复体""排龈、制取印模""精确置换"等各步骤，以及现在口腔临床的焦点"种植修复"。

本书如果能为各位读者朋友带来临床工作上的一点儿帮助，本人荣幸之至。

土屋贤司

2011年1月

目　录

PART 2　暂时性修复体篇

目 录

PART 3 制取印模篇

PART 4 修复体制作篇

PART 5   种植修复篇

绪论

下图为最终修复体戴入时的照片。呈现在我们面前的修复体，其颜色、形态均由技师一手塑造。口腔医师的工作则是调控牙齿、牙周组织与修复体衔接区，寻求理想的协调性。

牙体预备、暂时性修复体调整、制取印模等这一系列椅旁操作都是医生的工作范畴。这些操作的精确程度，直接影响到最终的治疗结果。因此要在心中设想好最终修复体的形象，确实、熟练地掌控每一个步骤，使预想的计划得以实现。

本书将按照以下的顺序，对这一系列的流程进行解说。

PART 1　牙体预备篇
PART 2　暂时性修复体篇
PART 3　制取印模篇
PART 4　修复体制作篇
PART 5　种植修复篇

下一页为绪论中的病例，将介绍笔者主张的"牙周组织与修复体的协调性"的具体内容。

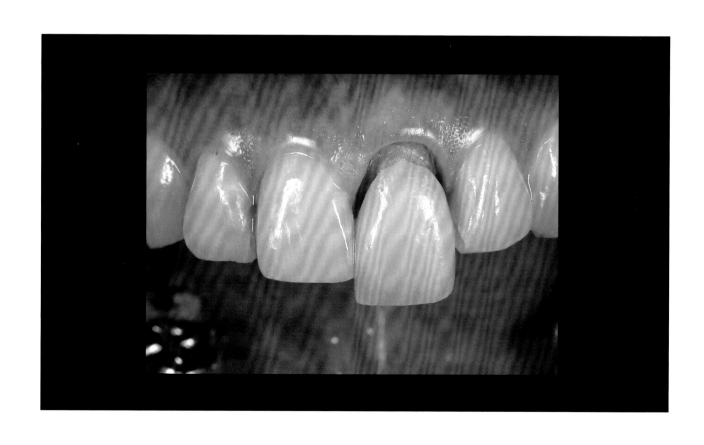

绪论病例

口腔医师的工作：寻求牙周组织与修复体的协调性

首先观察**图A**。患者为30多岁的女性，来院的主诉为前牙区出血。患者曾以同样的诉求去外院咨询，被告知出血原因为刷牙习惯不良。口腔内检查结果，除主诉的前牙区以外的牙周组织没有问题。但是，为什么只有这里出血？按照Kois分类（**表a**），剖析一下戴入修复体后引发炎症的原因。

‖ 首先考虑一下引发炎症的原因 ‖

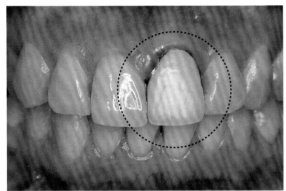

图A 患者为30多岁的女性，来院的主诉为前牙区出血。前牙区以外的牙周组织没有问题。

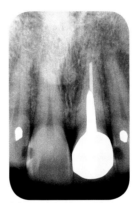

图B 该部位的X线片。

表a 戴入修复体后引发炎症的原因（修改Kois分类）。

①存在细菌
②肩台精度
③牙冠外形突度
④肩台的位置
⑤金属过敏
⑥咬合创伤

从①~⑥的项目中判断产生炎症的原因，并确定诊断。

本病例的原因诊断为①②③⑥。

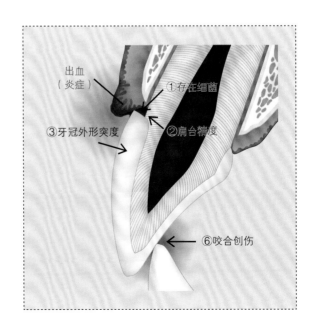

去除导致问题的突出部分，修整牙冠外形突度

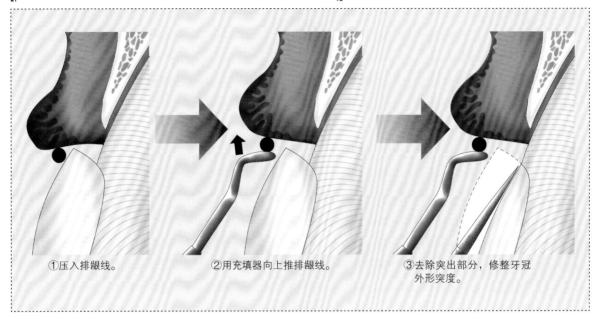

①压入排龈线。　　②用充填器向上推排龈线。　　③去除突出部分，修整牙冠外形突度。

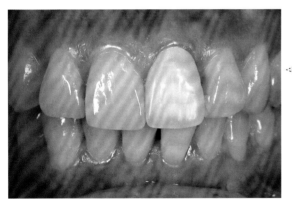

图C 在旧修复体上，按照上方插图所示去除导致炎症的问题后的状态。

☞ **要点**

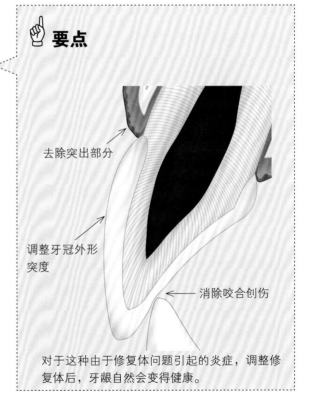

去除突出部分

调整牙冠外形突度

消除咬合创伤

对于这种由于修复体问题引起的炎症，调整修复体后，牙龈自然会变得健康。

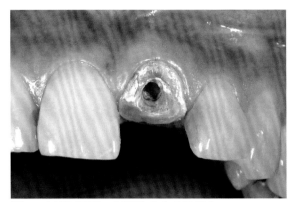

图D 去掉牙冠时，牙龈的炎症已经消失。

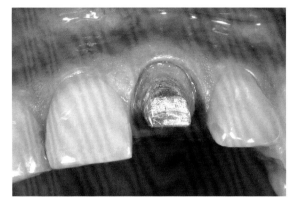

图E 戴入最终修复体前的基牙状态。

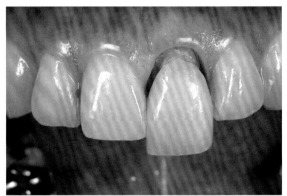

图F 戴入最终修复体时。

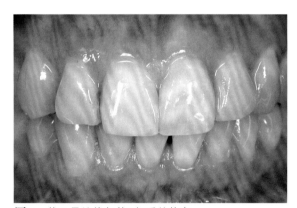

图G 戴入最终修复体7年后的状态。

　　牙龈的反应是最直观的。产生炎症的部分，一定会有其相应的原因。寻其原因，将其解决，在戴入新修复体时没有不利因素，炎症也就自然消失。

只要保持牙龈与修复体之间良好的协调性，就不会有问题发生。

PART 1

牙体预备篇

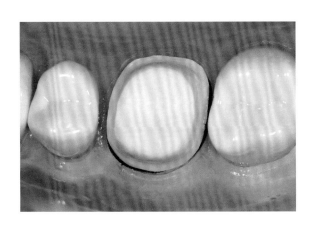

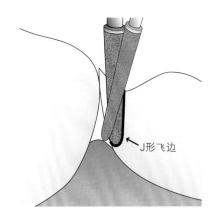

牙体预备的基本原则

最先要进行的步骤便是牙体预备。牙体预备属于不可逆的临床处置，需要以精准预备量为基础的正确手法进行操作。**表1**列举出了牙体预备的基本原则。在操作时需要严格地遵守这6个原则。

表1 牙体预备的基本原则

①确定正确且明确的肩台终止线

· 在牙体预备时，需要将肩台终止线的弧线修整光滑，确保修复体边缘与基牙的密合性。

· 根据修复体的不同，肩台形态可以选择凹形肩台或者斜面肩台。

②考虑维持修复体稳固的固位力、抗力。

· 固位形——防止修复体从就位方向脱落的形态。

· 抗力形——防止修复体受倾斜外力（咬合力）脱落的形态。

· 以增大固位力与抗力为原则。

　　a）保证从肩台至牙冠长1/3以上的部分轴壁倾斜角3°，聚合角6°。

　　b）增加与修复体的接触面积，基牙的形态自然，与牙齿形态相似。

　　c）尽量确保基牙的高度，无法保证时可采用轴沟、箱体、钉洞来限制脱位路径。

　　d）除肩台部、切角部外，不要对基牙进行过度抛光。

③考虑修复体的耐久性

· 留出充分的修复空间，增加修复体的强度。

④尽可能保留牙体

· 注意保持必要的最小预备量。

· 预先确定好最终修复体的外形。

⑤注意不要损伤牙周组织

· 将终止线设置在龈上（Supragingival）。

· 若将终止线设置在龈下，则深度为0.5~1.0mm。

· 终止线距离牙槽骨顶的高度不得少于2.0~2.5mm。

⑥尽可能保留活髓牙的牙髓

· 注意高速涡轮手机的中轴不要抖动。

· 充分喷水冷却。

· 使用尚未磨耗的金刚砂车针（分开使用活髓牙、死髓牙的车针）。

· 轻压、间歇预备。

· 尽量在短时间内完成预备。

后牙区牙体预备要点

本章将解说后牙区的牙体预备要点以及流程。请参照以下5个项目。

1. 一般将功能尖预备成三面，非功能尖预备成两面。

2. 第一面是与牙体长轴或者就位道方向平行，偏向牙颈部的面，最大限度地获得抗力形态。

3. 第二面位于牙冠中央部，与牙齿外形相似。

4. 第三面向咬合面（内侧）倾斜预备，便于给予功能尖强度及抗力形。

5. 肩台形态在功能侧设置为135°肩台，非功能侧为浅凹肩台。

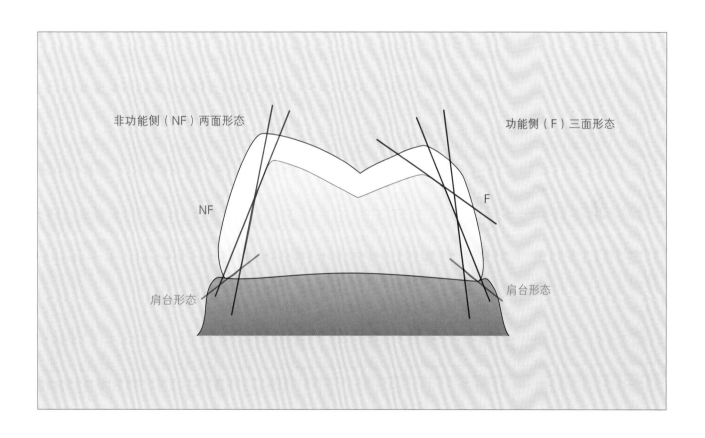

后牙区牙体预备流程

① 颊舌向长轴的预备

| 1. 预备第一面至第三面的引导沟（使用#1车针）。非功能侧预备成两面形态。 | 2. 预备轴面，将引导沟连在一起时，注意不要过度制备。 |

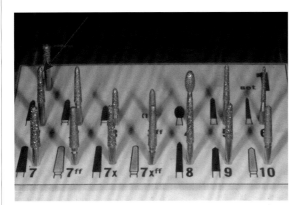

图1a 笔者临床使用的SJCD车针，用#1车针预备轴面。→P132·器材①

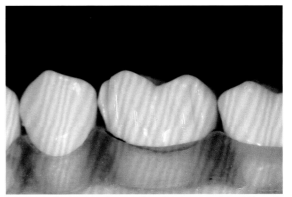

图1b 颊侧的引导沟。预备颊侧的两面形态时的要点是像下图一样地交错预备（第一面为红色，第二面为蓝色）。

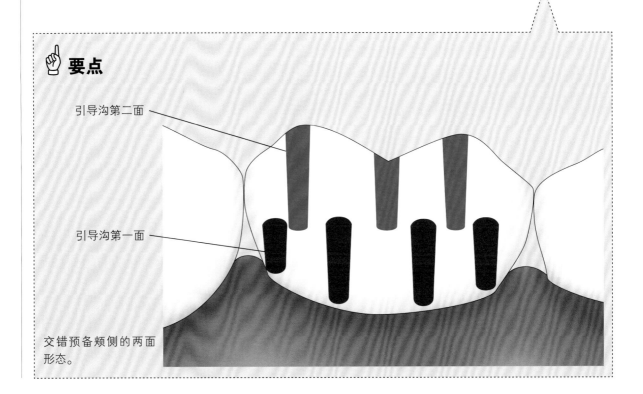

👆 **要点**

引导沟第二面

引导沟第一面

交错预备颊侧的两面形态。

👆 **要点**

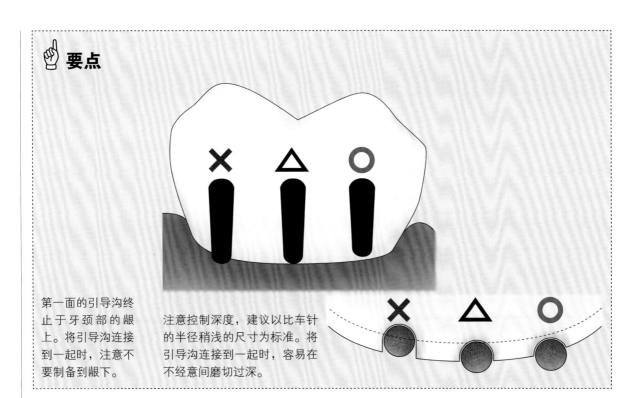

第一面的引导沟终止于牙颈部的龈上。将引导沟连接到一起时，注意不要制备到龈下。

注意控制深度，建议以比车针的半径稍浅的尺寸为标准。将引导沟连接到一起时，容易在不经意间磨切过深。

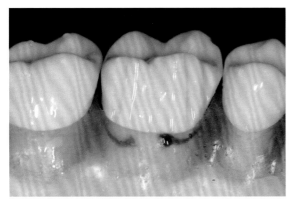

图1c　在腭侧也同样预备引导沟。

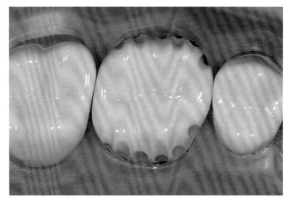

图1d　颊舌侧预备引导沟后的咬合面观。通过这些预先确定深度的引导沟，可以保证在进行牙体轴向预备时的正确性。

至此操作时间

2分钟

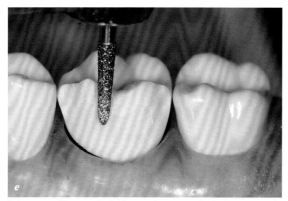
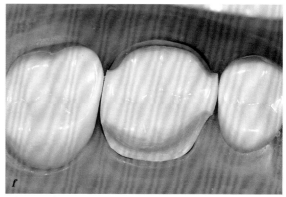

图1e，f 将引导沟连接到一起，这一操作也使用#1车针。使车针紧贴牙轴，平行移动来回磨切，注意不要出现倒凹。

此项操作
所需时间

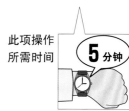

5 分钟

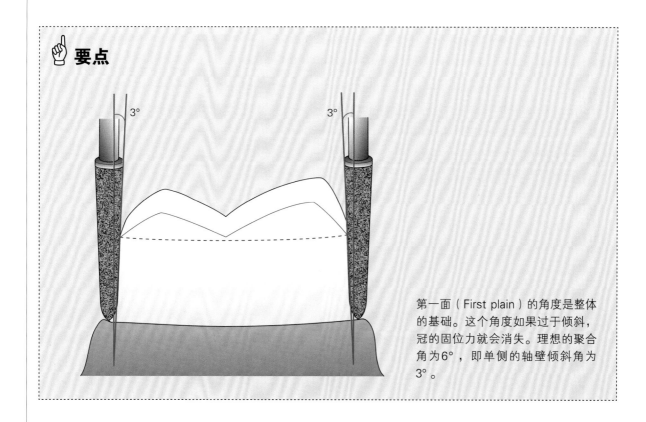

☞ **要点**

第一面（First plain）的角度是整体的基础。这个角度如果过于倾斜，冠的固位力就会消失。理想的聚合角为6°，即单侧的轴壁倾斜角为3°。

②咬合面的预备

1. 按照功能尖预备深度1.5~2.0mm、非功能尖
   1.0~1.5mm的比例，预备出与咬合面形态相似
   的引导沟（使用#1车针）。

2. 谨慎小心地预备咬合面（使用#1车针），将引
   导沟连在一起。此时需要注意不要将咬合面制备
   得过于平坦。

此项操作
所需时间

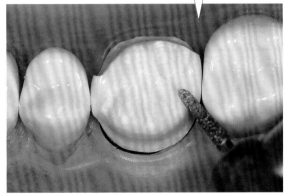

图1g 在咬合面也同样制备出引导沟。操作时，注意
预备成与窝沟、咬尖相似的放射线状形态。

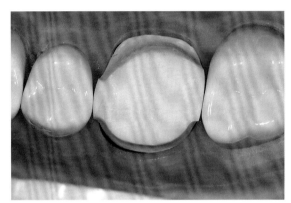

图1h 连接引导沟之后的状态。

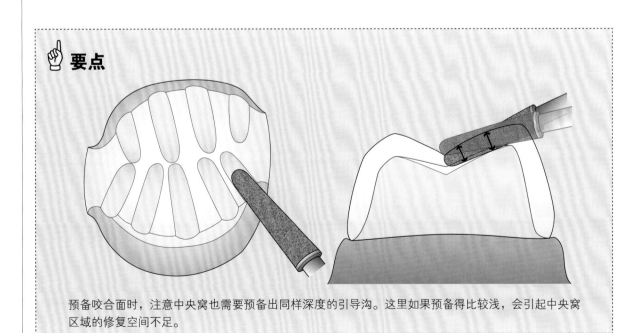

👆 **要点**

预备咬合面时，注意中央窝也需要预备出同样深度的引导沟。这里如果预备得比较浅，会引起中央窝
区域的修复空间不足。

③邻接面的预备

1. 最后去掉近远中残留的岛状部分。先使用比较细的车针，片切掉岛状部分，同时注意不要损伤邻牙的邻接面（使用#5及#6车针）。

2. 将颊舌侧自然地连接贯通，不在邻接面预备第二、第三面形态，更有利于维持固位力。

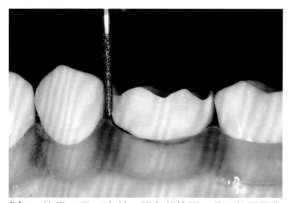

图1i 使用#5及#6车针，预备邻接面。尽可能不要伤到邻牙的邻接面，因此建议保留岛状形态的一端，做片切操作。

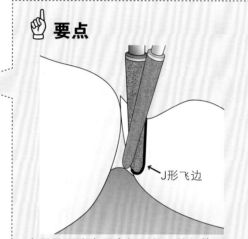

👆 **要点**

← J形飞边

由于需要注意不磨切到邻牙的邻接面，便会偏向内侧操作，这样就有可能形成游离牙釉质（J形飞边）。预防的方法是，先用直径较细的车针在保留部分岛状形态的同时做倾斜磨切，之后逐渐更换较粗的车针。

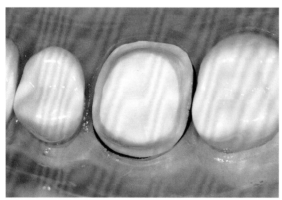

图1j 逐渐更换较粗的车针，预备邻接面时注意不要磨切至龈下。

5分钟 此项操作所需时间

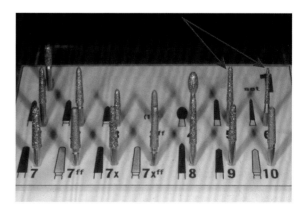

图1k 使用#5及#6车针。

④精细修整

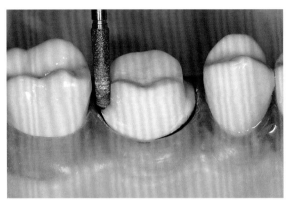

为提高修复体的密合性，需要将面、角精细修整得圆润、光滑，去掉所有锐利的部分。操作时使用细颗粒车针。

图11 最后使用细颗粒车针去掉所有锐部，做整体的精细修整。

⑤肩台形态

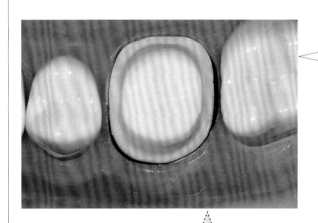

此项操作所需时间

图1m 根据不同的修复体材料设定肩台形态。

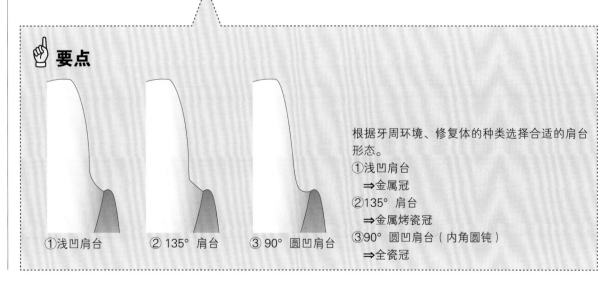

👆 **要点**

①浅凹肩台　　②135° 肩台　　③90° 圆凹肩台

根据牙周环境、修复体的种类选择合适的肩台形态。
①浅凹肩台
　⇒金属冠
②135° 肩台
　⇒金属烤瓷冠
③90° 圆凹肩台（内角圆钝）
　⇒全瓷冠

前牙区牙体预备要点

本章节将解说前牙区牙体预备的要点及流程。请参考以下5个项目。

1. 唇侧与舌侧均预备成三面形态。
2. 第一面是与牙体长轴或者就位道方向平行，偏向牙颈部的面，唇舌侧以及近远中聚合角为6°，最大限度地获得抗力形态（舌侧第一面由于舌隆突的影响，预备比较困难）。
3. 第二面位于牙冠中间位置，与牙齿的外形相似。
4. 唇侧的第三面要将切缘向内侧倾斜，以保证充分的预备量，该部位与前牙区美学相关。
5. 考虑修复体的强度和色调，肩台形态设置为90°圆凹肩台或者135°肩台。

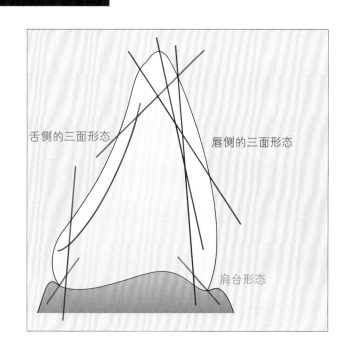

舌侧的三面形态　　唇侧的三面形态

肩台形态

前牙区牙体预备流程

①切端的预备

为满足美学以及强度的要求，在切端与对颌牙之间至少设置2mm的修复空间。
制备切端引导沟，确定深度。

至此操作时间

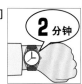
2分钟

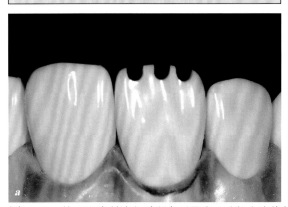
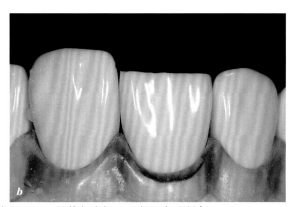

图2a，b　使用#1车针在切端制备引导沟。选择全瓷修复时需要2mm的修复空间，要保证充分制备。

②唇侧、腭侧的预备

1. 以车针的一半粗细为标准制备第一、第二面的引导沟（使用#1及#7车针）。
   同时制备腭侧的第一面，这样更容易在牙颈部获得平行性。
2. 预备唇侧，小心地将引导沟连接在一起。注意第一面不要过度倾倒（使用#1及#7车针）。
3. 预备腭侧，将引导沟连接在一起。这个区域是维持前牙区的固位力最重要的部分，但同样需要注意不要过度倾倒（使用#1及#7车针）。

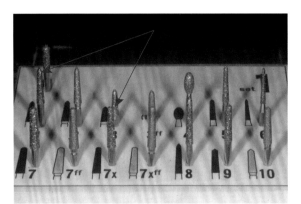

图2c　使用#1及#7车针。

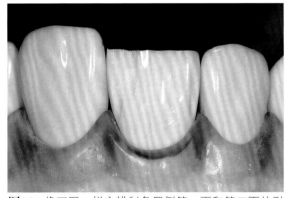

图2d　像下图一样交错制备唇侧第一面和第二面的引导沟（第一面为红色，第二面为蓝色）。

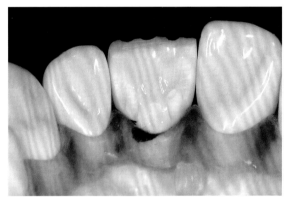

图2e　腭侧的第一面，按照下页的插图进行制备，制备引导沟的要点是要与唇侧引导沟相平行。

☝ **要点**

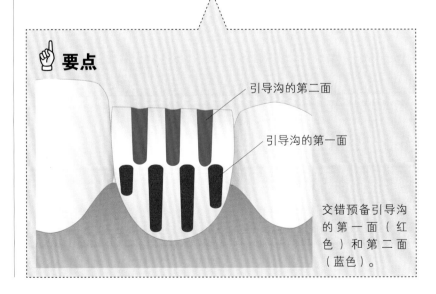

引导沟的第二面

引导沟的第一面

交错预备引导沟的第一面（红色）和第二面（蓝色）。

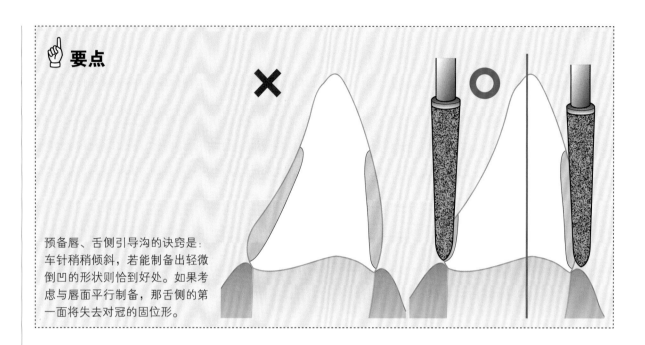

预备唇、舌侧引导沟的诀窍是：车针稍稍倾斜，若能制备出轻微倒凹的形状则恰到好处。如果考虑与唇面平行制备，那舌侧的第一面将失去对冠的固位形。

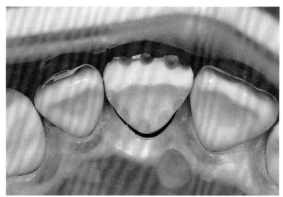

图2f 为防止过度制备，引导沟的深度要保持在车针直径的一半以下。

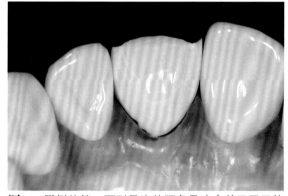

图2g 腭侧的第一面引导沟的预备是决定前牙区牙体预备成败的重要处置。

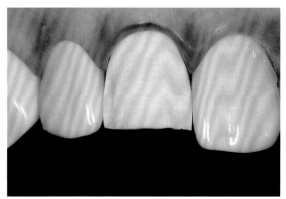

图2h 连接基牙的第一面，注意制备时不要破坏第一面的形态。

至此操作时间

5 分钟

③邻接面的预备

1. 最后去掉近远中残留的岛状部分。先使用直径较细的车针，片切掉岛状部分，同时注意不要损伤邻牙的邻接面（使用#5及#6车针）。
2. 注意不要过度倾斜。

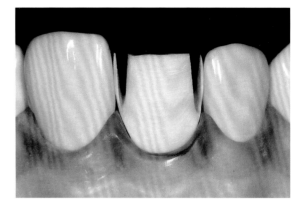

图2i 前牙区与后牙区相同，片切掉岛状部分的时候注意不要损伤邻牙的邻接面。

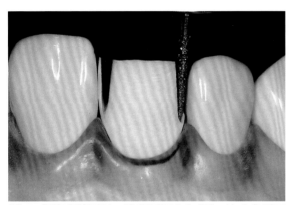

图2j 预备邻接面时，注意不要产生J形飞边（参照下页插图）。

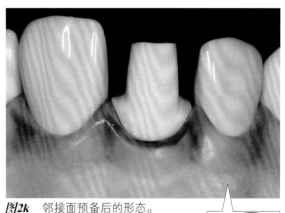

图2k 邻接面预备后的形态。

邻接面预备操作所需时间 **5分钟**

在预备基牙的邻接面时需注意肩台终止线不要过深

在存在邻牙的情况下进行制备，会下意识地将车针远离邻牙的邻接面，于是更容易倾斜向基牙侧。如果此时已经制备成龈下肩台，再纠正牙体长轴时必然会使车针进一步向基牙内侧移动，可能导致在边缘处形成J形飞边。这种游离牙釉质形态是不适合冠修复的，需要恢复90°圆凹肩台。

一旦制备出J形飞边的形态，若要将其纠正就需要磨切至最深的部分，肩台的整体深度必然会加深，且龈乳头位置的龈沟比较深，车针很容易进入龈下。加之制备时产生的气压、水压可能会使牙龈向反侧移动，容易对确认肩台位置产生误导。

预备邻接面的诀窍是尽可能制备龈上肩台。

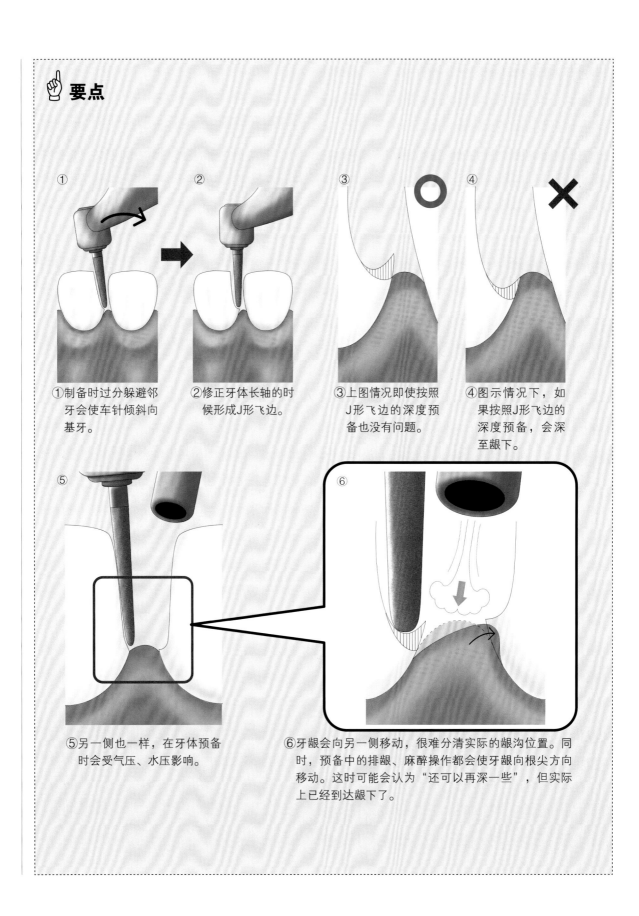

✌ **要点**

① 制备时过分躲避邻牙会使车针倾斜向基牙。

② 修正牙体长轴的时候形成J形飞边。

③ 上图情况即使按照J形飞边的深度预备也没有问题。

④ 图示情况下，如果按照J形飞边的深度预备，会深至龈下。

⑤ 另一侧也一样，在牙体预备时会受气压、水压影响。

⑥ 牙龈会向另一侧移动，很难分清实际的龈沟位置。同时，预备中的排龈、麻醉操作都会使牙龈向根尖方向移动。这时可能会认为"还可以再深一些"，但实际上已经到达龈下了。

④腭侧第二面的预备

　　预备第二面时，注意确认与对颌牙之间的修复空间。过度地制备边缘嵴附近的牙体会丧失理想的形态（使用#4车针）。

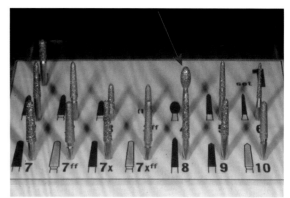

图21　预备腭侧第二面时使用#4车针。

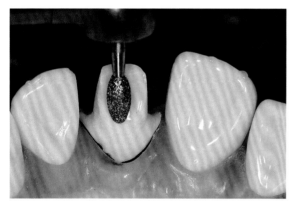

图2m　腭侧只使用椭圆形车针来制备。建议使用#4车针。

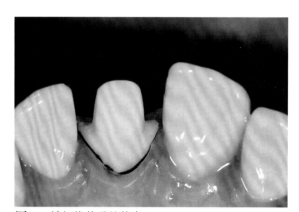

图2n　精细修整后的状态。

🖐️ **要点**

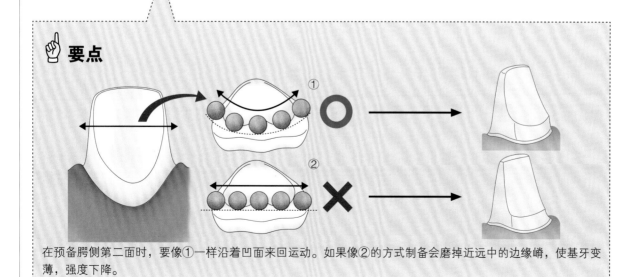

在预备腭侧第二面时，要像①一样沿着凹面来回运动。如果像②的方式制备会磨掉近远中的边缘嵴，使基牙变薄，强度下降。

⑤精细修整

为提高修复体的密合性，需要将面、角精细地修整到圆润、光滑的样子，并且去掉所有锐利的部分。建议使用细颗粒车针。

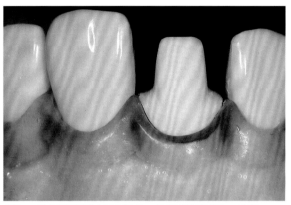

此项操作
所需时间

5分钟

图2o 使用细颗粒车针将面、角修整得圆润、光滑。

⑥肩台形态

根据修复体的种类设定肩台形态。前牙区需要将终止线设置在龈下，因此需要使用排龈线。

・90° 圆凹肩台（内角圆钝）⇒ 全瓷冠
・135° 肩台 ⇒ 金属烤瓷冠

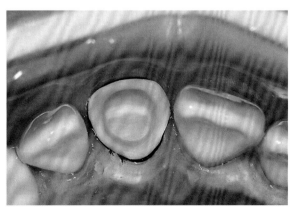

图2p 根据不同的修复体材料设定肩台形态。

固定桥牙体预备要点

　　如果能按照制备要点操作，就可以完成单颗前、后牙的牙体预备。但是在制备⑦6⑤固定桥的基牙预备时，会存在⑦与⑤的牙体长轴方向不同的情况。显然如果按照单颗牙齿形态独立预备，固定桥是无法戴入的，所以选择⑦6⑤向近中倾斜的预备方式。在设置引导沟时，也要按照固定桥的就位方向倾斜制备。如果选择远中倾斜，就位方向也就偏向远中，即只能从后向前戴入固定桥。但牙髓的髓腔存在于近中，偏远中倾斜预备会有露髓的危险。

后牙区固定桥牙体预备流程

　　这里以⑦6⑤的固定桥为例介绍基牙预备。首先确认⑦与⑤的长轴方向，考虑就位道问题，决定稍偏近中倾斜预备。要注意这与单颗牙的牙体预备理论不同。

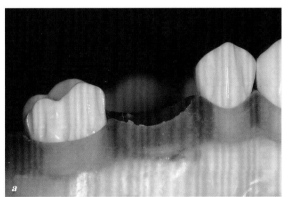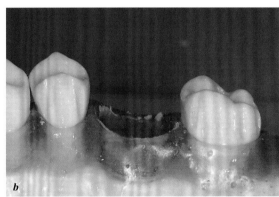

图3a，b　在⑦与⑤的颊、舌侧分别设置引导沟。虽然⑦与⑤的牙体长轴方向不同，但需要注意的是两者的引导沟必须是平行的。

☝ 要点

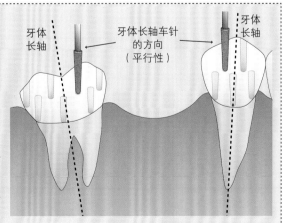

在制备固定桥的基牙时，最重要的是平行性（共同就位道）。牙体长轴从前磨牙到后磨牙逐渐向远中倾斜的情况比较多。这种情况，要尽量将车针的方向与近中牙齿的牙体长轴一致。从近中戴入相对比较简单，而且牙髓腔存在于近中，偏远中倾斜预备会有露髓的危险。

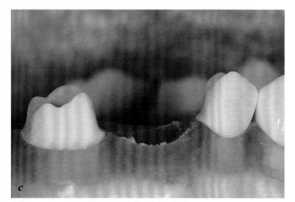
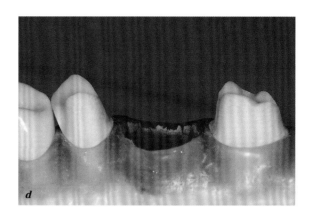

[图]3c，d 颊舌侧的固位沟的连接处。

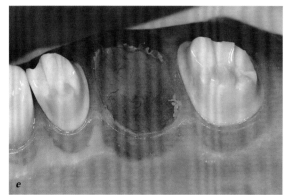
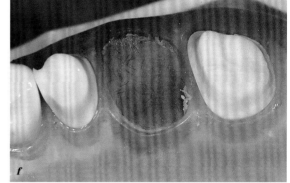

[图]3e，f 咬合面的固位沟的连接处。要将面修整得圆润、光滑。

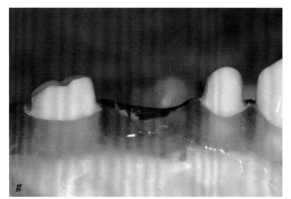
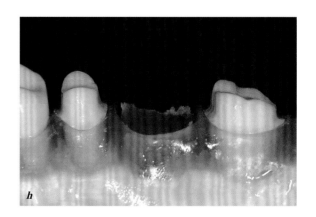

[图]3g，h 预备完成后的状态。

至此操作时间

全口治疗——从单牙牙体预备开始

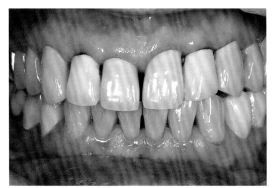

图4a　术前的状态。患者来院的主诉是要求改善外观。

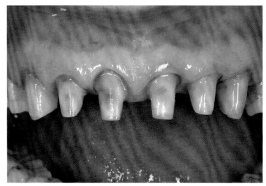

图4b　牙体预备后的上颌正面观。

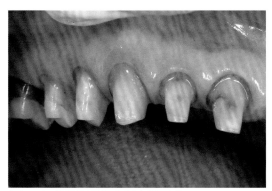

图4c　牙体预备后的上颌右侧面观。

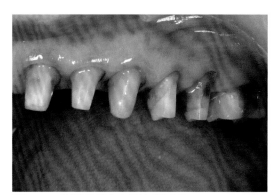

图4d　牙体预备后的上颌左侧面观。

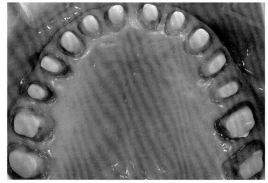

图4e　牙体预备后的上颌咬合面观。

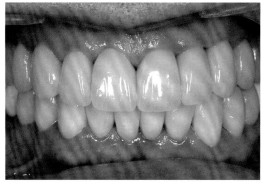

图4f　戴入最终修复体后的正面观。

　　上颌14颗牙的牙体预备病例。这种全口治疗的第一步，也是从单牙的牙体预备开始的。掌握了单牙的牙体预备，才有可能获得口腔内整体平衡性良好的集牙形态。

专栏：牙体预备技术的提高没有捷径！只有不断地练习！

这是15年前，笔者30多岁时进行牙体预备后的牙齿模型。年轻的时候只要一有空闲，就在角落里默默地练习牙体预备。

现在自己能有扎实的基础与当时的努力密不可分。

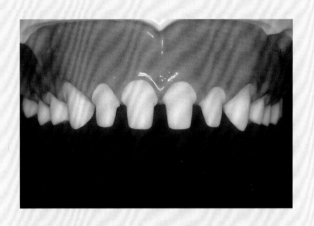 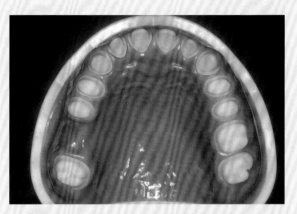

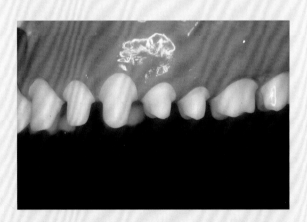 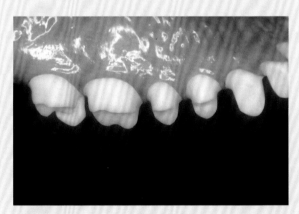

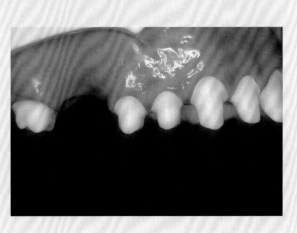 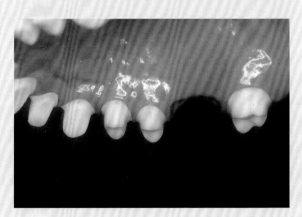

图解牙冠修复高级技巧

PART 2

暂时性修复体篇

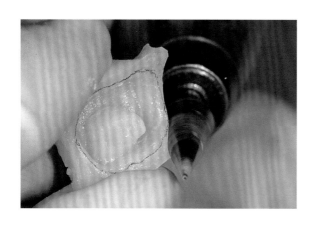

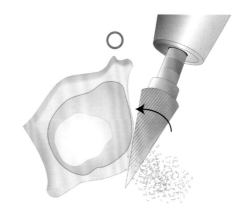

暂时性修复体的制作方法

　　暂时性修复体的制作方法有两种，一种是口腔医师在椅旁直接制作的"直接法"；还有一种是在技工所预先制作好，只需在椅旁调整的"间接法"。两者分别有各自的优缺点，一定要确切地掌握其特征，清楚地理解制作暂时性修复体的目的。

　　下面将直接法和间接法的特征做出对比（**表2**）。

表2　暂时性修复体直接法、间接法制作对比

	直接法	间接法
制作方法	在椅旁由口腔医师直接制作	在技工所预先制作好，椅旁调整
椅旁时间	长	短
治疗次数	少	多
混入气泡	容易混入	不容易混入
强度	稍差	优于直接法
精度	随着牙齿数量增加而降低	不受牙齿数量影响
技术误差	根据术者的技术而不同	不容易产生
分层技术	困难	容易
咬合调整	需要一定的调整	需要稍微调整
具体的方法	·使用旧修复体（修复体的状态良好时） ·利用蜡型 以下情况无法直接取印模制作 1. 牙体缺损、脱落，牙列不齐 2. 固定桥没有桥体 3. 需要修改咬合平面 ·直接按压复位制作	·预测牙体预备后的形态制作 ·使用牙体预备后的模型制作 ·直接法→间接法 多牙修复，一次制作自信不足时使用 ·二次评价用（2nd）暂时性修复体

利用直接法制作暂时性修复体

■ 使用旧修复体：修复体的状态良好时

口腔内已经有修复体的存在，而且修复体与准备制作的暂时性修复体外形相似（稍微修改就可以制作），此时可以用重体硅橡胶制取印模，即可当日制出暂时性修复体。

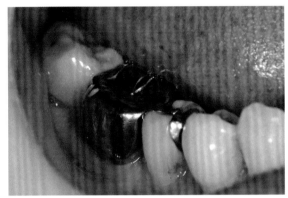

图5a 图示的修复体状态良好，可以利用旧修复体用直接法制作。

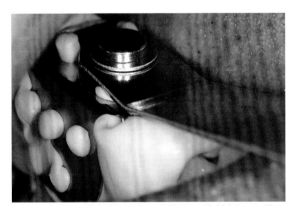

图5b 拆掉旧修复体之前用硅橡胶印模材制取印模，建议尽量使用重体硅橡胶制取。灌入自凝树脂按压复位时，如果印模材比较柔软会引起变形，因此建议选择较硬的材料。

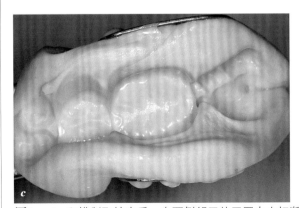

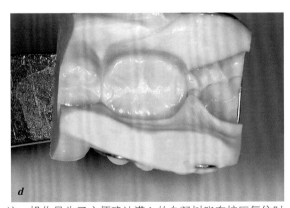

图5c, d 印模制取结束后，在两侧邻牙的牙冠中央切断。这一操作是为了方便确认灌入的自凝树脂在按压复位时是否没有上浮。印模的倒凹也是引起上浮的原因，需要预先用美工刀修整。

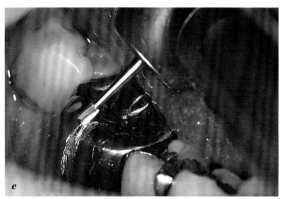 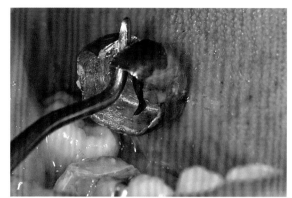

图5e，f 拆掉旧修复体。使用破冠用车针切断修复体。切断到一定程度后，用类似一字螺丝刀外形的破冠挺取下修复体。

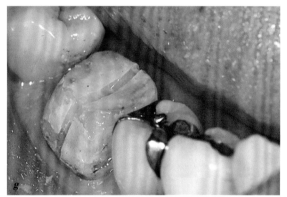 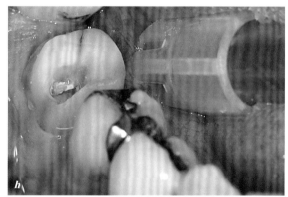

图5g，h 拆掉旧修复体后的状态。拆掉后进行牙体预备，基牙为死髓牙需要进行根管治疗时，要像图示这样操作去除桩核，暴露根管口。

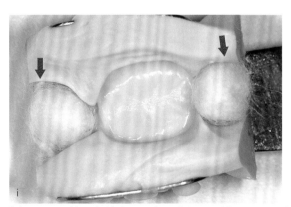 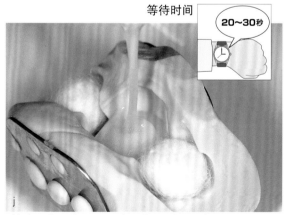

图5i，j 牙体预备结束后，在预先制取印模的两邻牙处放置棉球（箭头位置），防止自凝树脂流出。灌入自凝树脂后，放置20~30秒。

按压复位时间

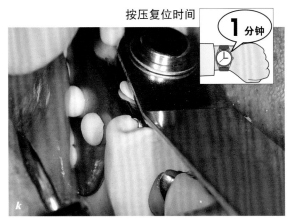
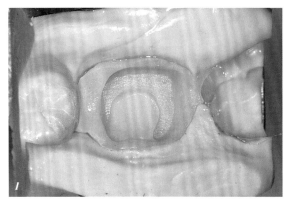

图5k，l 随后拿出棉球，按压复位约1分钟。确认印模材在邻牙牙冠中央切断的边界位置是否完全就位。

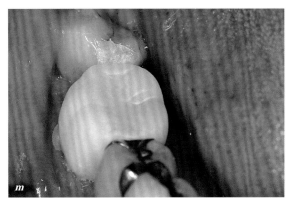
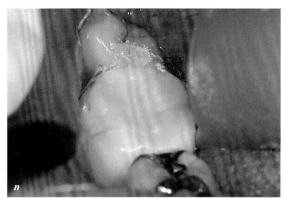

图5m，n 从印模材上取下的状态。此时还没有完全固化，小心取下并在口内试戴，确认适合与否。固化时会产热，因此在对活髓牙操作时需注水降温。

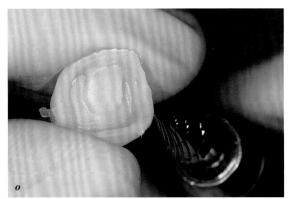
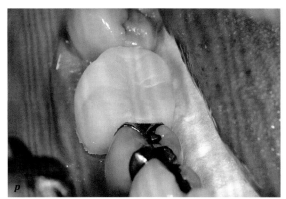

图5o，p 完全固化后去除多余部分，重新戴入。此时需要确认牙颈部的边缘是否适合。

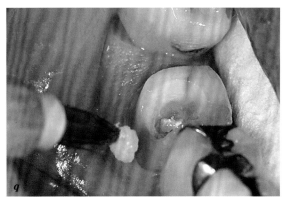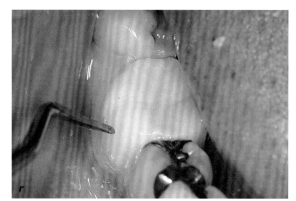

图5q，r 之后进行重衬。用蘸笔法在基牙的牙颈部的边缘附近放置自凝树脂，按压修复体。

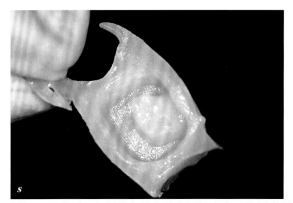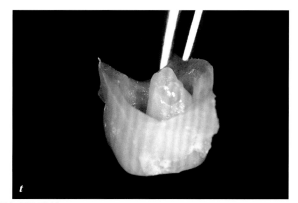

图5s，t 此时，如果修复体的边缘不够密合，将很难得到清晰的边缘。

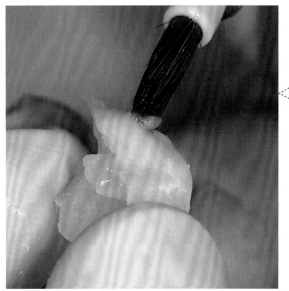

图5u 注意需要预先添加充足的自凝树脂。

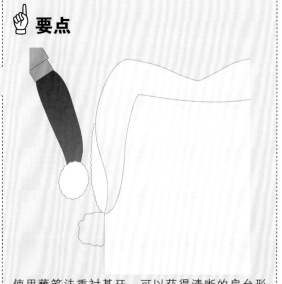

☞ **要点**

使用蘸笔法重衬基牙，可以获得清晰的肩台形态。但是，肩台的正上方会存在非常薄的部分，所以在修整前需要预先在外侧添加足够的自凝树脂，以便于之后的操作。

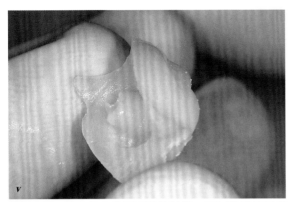 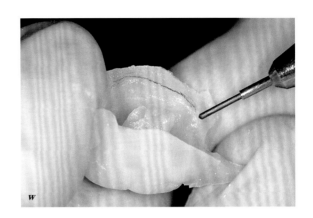

图5v，w 肩台终止线不明显的时候，可以用铅笔画出。

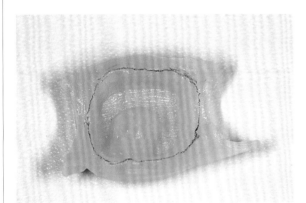 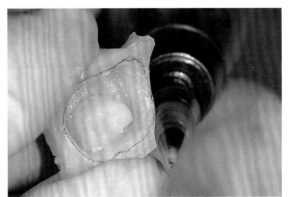

图5x 画出的铅笔线如果不连贯，则表示牙体预备得不是很理想。

图5y 切削多余部分时，要考虑碎屑的飞出方向以及磨头的旋转方向。如果碎屑飞进修复体内侧，会对观察肩台产生干扰。

☝ **要点**

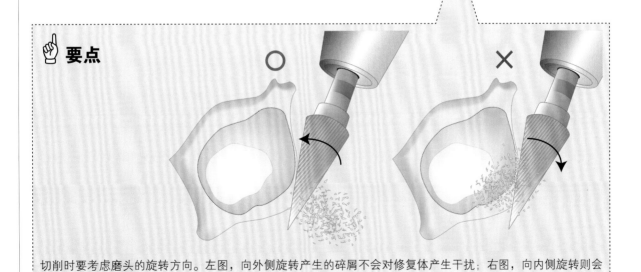

切削时要考虑磨头的旋转方向。左图，向外侧旋转产生的碎屑不会对修复体产生干扰；右图，向内侧旋转则会将碎屑带入修复体内。

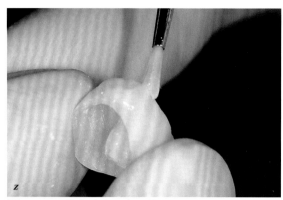
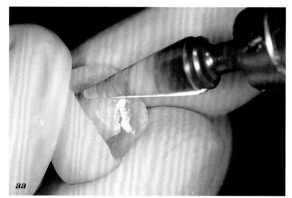

图5z，aa 修整边缘形态，获得理想的外形。本病例为桩冠一体的暂时性修复体。

　　自凝树脂有固化收缩的特性。完全固化后再取下是很困难的，因此一般会在固化之前取下。取下之后产生的固化收缩以及牙体预备时车针产生的凹凸，都会给戴入造成阻碍。同时，为确保粘接剂的空间，需要在内面磨切掉一层。

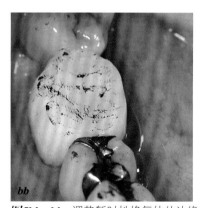
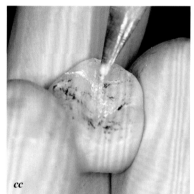
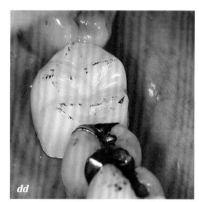

图5bb~dd 调整暂时性修复体的边缘嵴，使其与天然牙的边缘嵴高度一致，确保牙列的连续性。

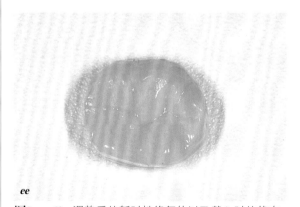
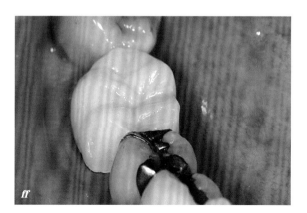

图5ee，ff 调整后的暂时性修复体以及戴入时的状态。

■ 利用蜡型：无法直接利用印模制作时

旧修复体无法使用时或牙冠形态破坏严重时，以及固定桥修复时，可以预先用蜡型恢复牙冠外形，再用重体硅橡胶制取印模，获取暂时性修复体的外形。

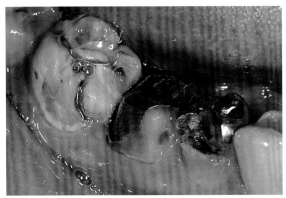

图|6a 初诊时牙冠破坏显著，预先制取印模，制作蜡型。

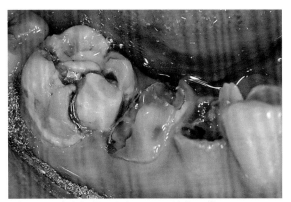

图|6b 去除修复体、龋坏，暴露健康牙体。

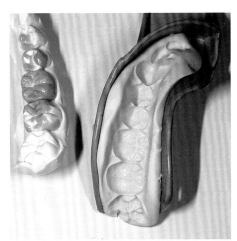

图|6c 用重体硅橡胶制取预先制作的蜡型的印模。

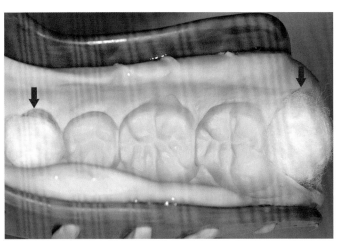

图|6d 利用重体硅橡胶制取的印模外形制作暂时性修复体的形态。预先在需要制作暂时性修复体的邻牙处放置棉球（箭头所示）。

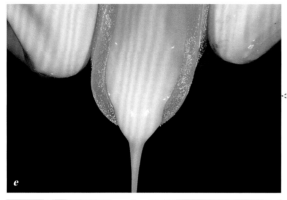

粉液混合时，建议将自凝树脂调得软一些。用两指按住橡胶碗使自凝树脂流出，尽可能维持比较细的水流，这样才不会在咬合面的细微部分留有气泡。

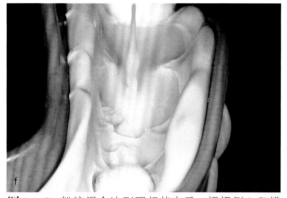

图6e，f 粉液混合达到理想状态后，慢慢倒入印模内。→P133・器材⑧

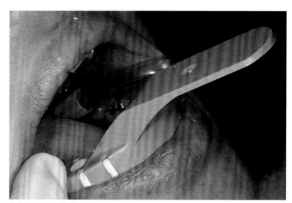

图6g 迅速按压复位至口腔内，等待1分钟。

按压复位时间

1分钟

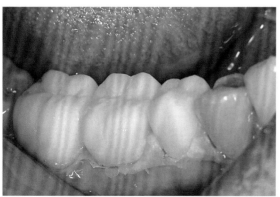

图6h 去掉印模后的状态。此时需要注意在完全固化之前，还有变形、上浮的可能。

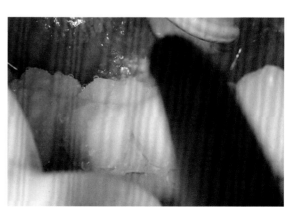

图6i 固化过程会产热，建议等待固化的同时，注水冷却。

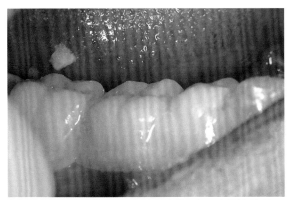

图6j 固化后试戴，确认是否有上浮、过紧等情况。试戴合适后，对边缘进行重衬。

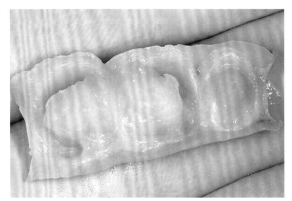

图6k 取下的暂时性修复体。

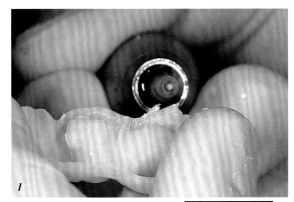

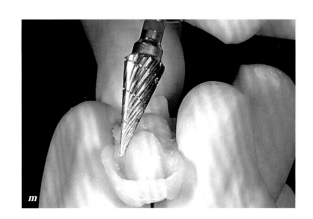

图6l，m 使用KT磨头进行微调。→P133·器材⑦

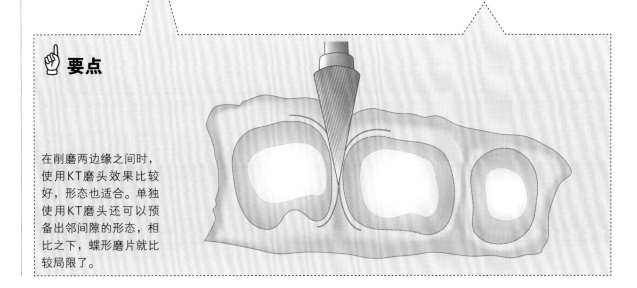

👆 **要点**

在削磨两边缘之间时，使用KT磨头效果比较好，形态也适合。单独使用KT磨头还可以预备出邻间隙的形态，相比之下，蝶形磨片就比较局限了。

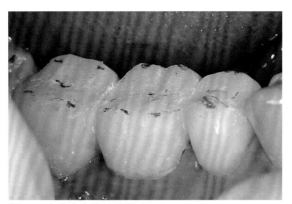

图6n 确认咬合接触的状态。

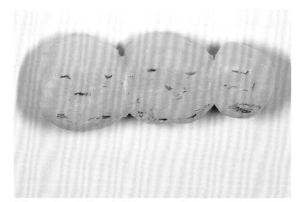

图6o 在牙尖的顶点做标记。

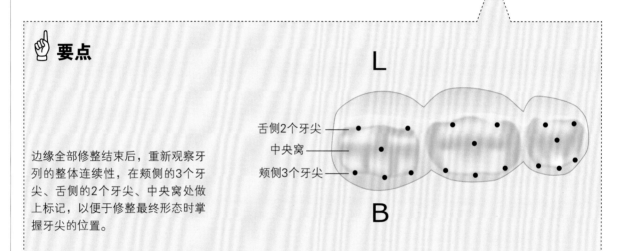

👆 **要点**

边缘全部修整结束后，重新观察牙列的整体连续性，在颊侧的3个牙尖、舌侧的2个牙尖、中央窝处做上标记，以便于修整最终形态时掌握牙尖的位置。

L

舌侧2个牙尖 ——
中央窝 ——
颊侧3个牙尖 ——

B

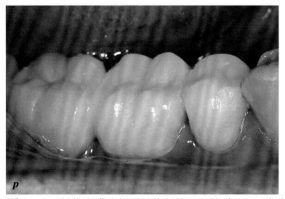

p

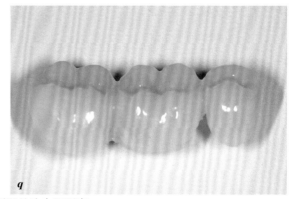

q

图6p，q 制作完成的暂时性修复体。制作前需要了解解剖学的咬合面形态。

利用间接法制作暂时性修复体

间接法：预测牙体预备情况后进行制作

由于在口腔内使用直接法制作的暂时性修复体会有变形的可能，所以在对美学要求比较高或者制作多牙暂时性修复体时，建议在技工所利用间接法制作。

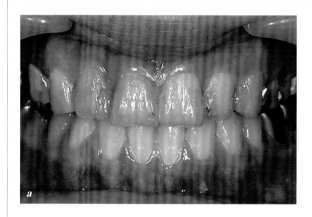

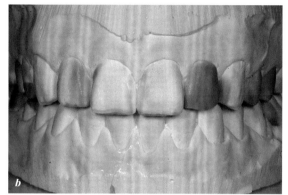

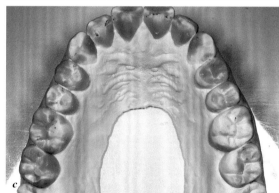

图7a~c 制作 5＋5 的暂时性修复体。

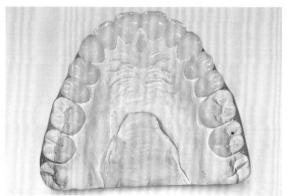

图7d 预先在模型上制作暂时性修复体时，要注意修复体的边缘与模型上预备的肩台要吻合。

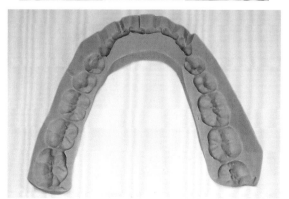

图7e 制作咬合面复位导板。

预先在模型上制作的暂时性修复体，在内面重衬时，或多或少都会有些上浮。如果上浮的量过多，就需要我们调磨预先制作好的咬合面。因此一定要在试戴的阶段像*图7g*一样确认牙颈部是否吻合。也可以先通过制作咬合面复位导板（*图7e*）确认是否就位，待暂时性修复体重衬之后再次确认咬合状态以及是否有上浮变化。

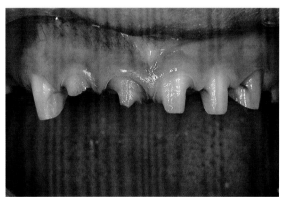

图7f 去除修复体。

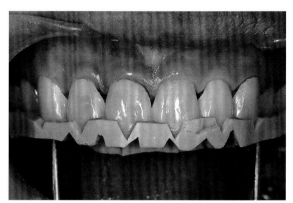

图7g 用咬合面复位导板确认是否上浮。

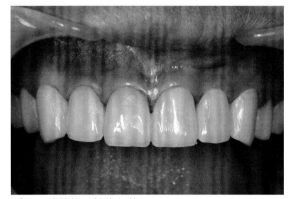

图7h 试戴暂时性修复体。

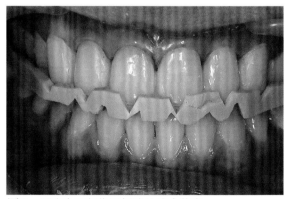

图7i 用咬合面复位导板确认咬合状态。

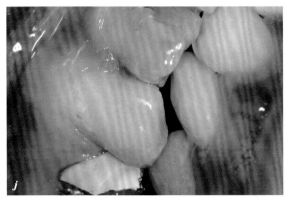
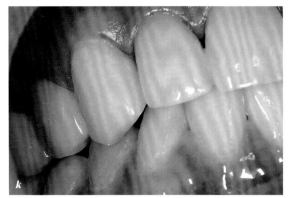

图7j，k　通过蜡型在术前确立前牙诱导，并使其具体地实现在暂时性修复体上。制作咬合面复位导板，可以获得准确性更高的咬合接触。

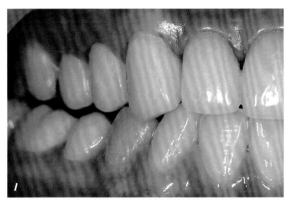
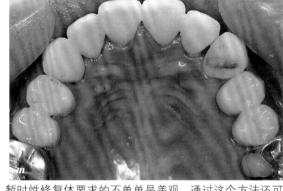

图7l，m　可以观察到在尖牙保护颌时的后牙的离开状态。暂时性修复体要求的不单单是美观，通过这个方法还可以确定功能的需要。

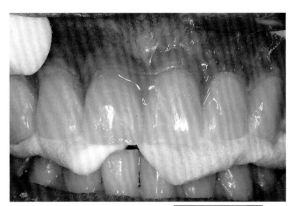

图7n　使用透明的暂时粘接剂。→P134·器材⑬

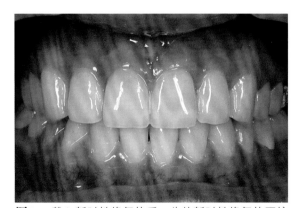

图7o　戴入暂时性修复体后。为使暂时性修复体更接近天然牙，可以在切端使用半透明树脂，外形也可使用透明度比较高的树脂，并在最终暂时粘接时选择高透明度粘接剂，提高整体的透明感。

肩台终止线的修整要点

利用暂时性修复体塑造牙龈形态

> 本病例的 3＋3 已戴入暂时性修复体。3 的预备稍浅，准备重新修整肩台终止线位置。首先放置一次排龈线，确认它能压入到龈下多深，确认牙龈类型属于低骨嵴顶型（low crest）还是高骨嵴顶型（high crest）。本病例属于低骨嵴顶型，可以透过牙龈观察到排龈线。同样，如果设置的牙冠边缘偏龈上，冠的颜色也会透出。因此需要修整肩台终止线，尽量将其位置设置得深一些。

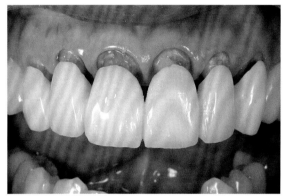

图8a 如果边缘合适，牙周组织自然变得健康。

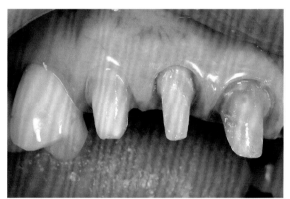

图8b 这里以 3 为例介绍一下如何修整肩台终止线。

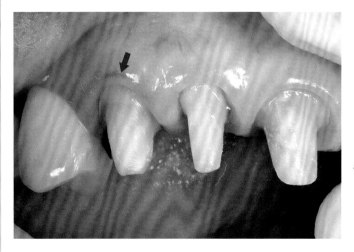

图8c 3 排龈后的状态。牙龈非常薄，以至于可以透过牙龈看到排龈线。John Kois通过是否可以透过牙龈观察到排龈线来判断牙龈属于厚型（think）或是薄型（thin）。本病例接近薄型，低骨嵴顶型。

　　压入排龈线后基本可以确定龈沟的深度，在排龈线的上方重新设定肩台位置。此时要注意尽可能不要损伤牙龈，用挖匙抬高牙龈，使用细颗粒车针精细修整，向根方制备0.2~0.3mm。这个方法可以保证在不损伤牙龈的情况下修改肩台位置。

　　还需要注意不要形成PART 1介绍过的J形飞边（参照P.26），建议选择90°圆凹肩台。有些病例还需要在显微镜下扩大预备。

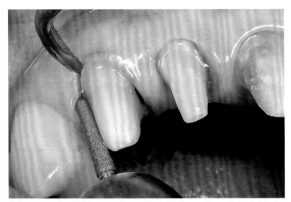

图8d　用挖匙推开牙龈，防止损伤牙龈，使用超细颗粒车针精细修整。

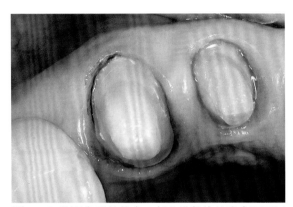

图8e　牙体预备后的状态，部分排龈线从咬合面可以看到，部分看不到。

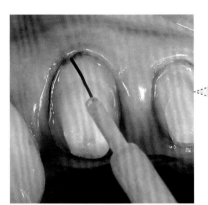

图8f　使用高频电刀去掉覆盖在排龈线上的牙龈，选择最细的电刀刀头，沿着内侧龈缘谨慎操作。

→P132・器材⑤

👆 **要点**

使用高频电刀，只切除覆盖在排龈线上的牙龈。操作时，需要保留龈缘顶点部分，在其内侧进行切除这一操作（Dr. Ramond kim的技术）。若切掉龈缘顶点，很容易引起牙龈萎缩。

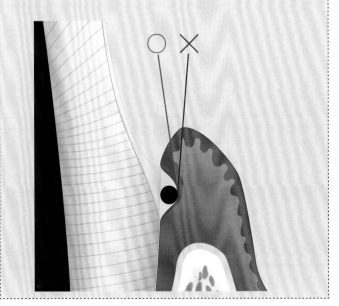

预备（修整肩台终止线）结束后，开始调整已戴入口内的暂时性修复体。重衬的时候，最重要的是基牙的肩台与已戴入口内的暂时性修复体的边缘基本保持一致。肩台修整后的基牙与暂时性修复体之间会产生缝隙，最好先从这里开始重衬。如果说

这个方法类似于个别托盘的操作，可能更易理解。用探针去除多余的自凝树脂，清晰地暴露边缘。如果有必要可以再做一次重衬。不够的部分一点点地添加，多余的部分一点点地切削、修整，最终获得理想的唇侧外形突度。

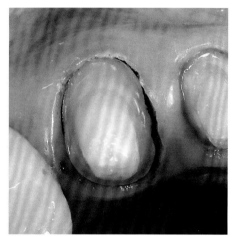

图8g 切除牙龈后的状态。

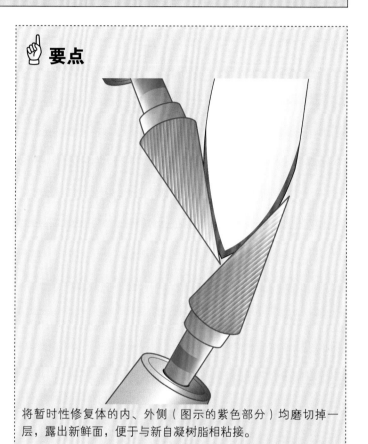

☞ **要点**

将暂时性修复体的内、外侧（图示的紫色部分）均磨切掉一层，露出新鲜面，便于与新自凝树脂相粘接。

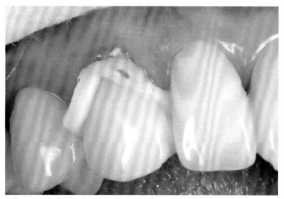

图8h 初次重衬。此时，边缘的位置也要一起重衬。

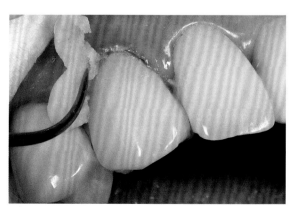

图8i 去掉多余的自凝树脂。

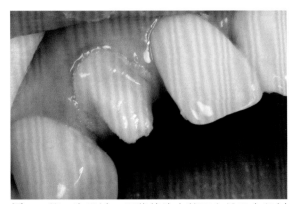

图8j 第二次重衬。用蘸笔法在基牙上放置自凝树脂。

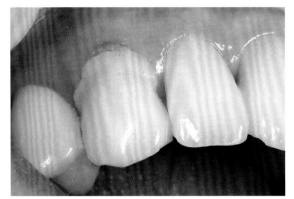

图8k 按压暂时性修复体。

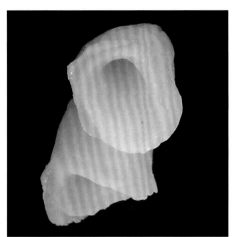

图8l 第二次重衬结束时的暂时性修复体。

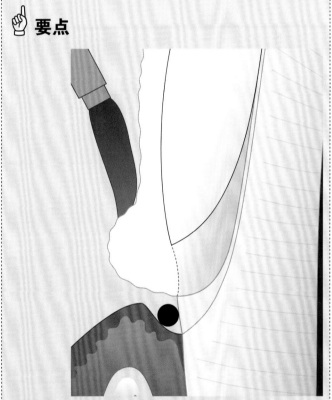

☞ **要点**

重衬后再修整形态的话容易出现凹陷的形态（虚线部位），因此在修整形态前要预先在外侧放置一些自凝树脂，用于补充形态。

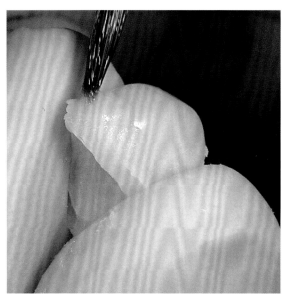

图8m 在修整形态之前预先在边缘上方放置自凝树脂，这样就可以获得正确的修复体边缘附近的外形突度。

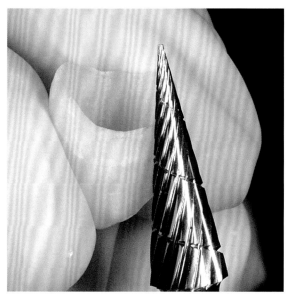

图8n 使用KT磨头去除多余的自凝树脂。此时的操作容易使边缘出现破损，需预先按照***图8m***所示添加自凝树脂，这样就可以避免修整时产生的破损，而且还能防止失去边缘上方的修复体外形突度。

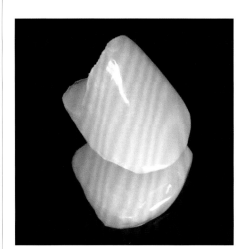

图8o 形态修整后的暂时性修复体。修整肩台终止线之后，新添加的自凝树脂部分容易折断、破损，需要设法防止在交界部产生豁裂。

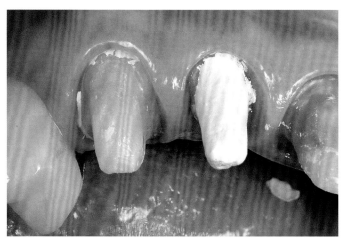

图8p 拆掉暂时性修复体后的状态。在 3| 的暂时性修复体内侧、 2| 的基牙上有粘接剂残留。像这样密合性良好的暂时性修复体，即使肩台附近的残留粘接剂也不会被唾液所溶解。

肩台终止线的修整实例

考虑中切牙颈缘线因素的操作步骤

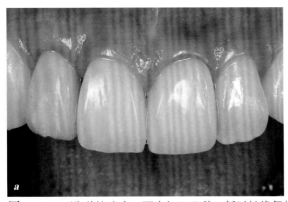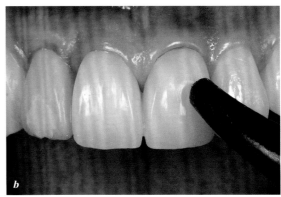

图9a，b 2 为种植治疗，两中切牙已戴入暂时性修复体。肩台在龈下的位置稍浅，因此决定修正肩台终止线。乍看感觉还算正常，但用气枪轻吹便会发现终止线位于龈上。最终修复体戴入后依然会是这样不稳定的状况，因此在还有可能重新设定时，将终止线改为设置在龈下0.5~1mm。

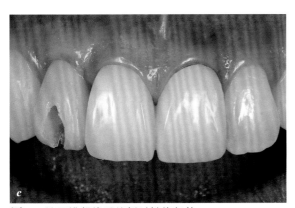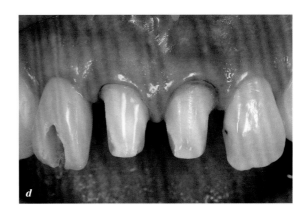

图9c 放置排龈线后的暂时性修复体。

图9d 取下暂时性修复体的状态。很明显，两中切牙的肩台终止线都设置在龈上。因为预先放置了排龈线，所以牙龈会稍向根方移动。在有排龈线存在的情况下，预备至与龈缘等高的话，一般最终高度为龈下0.5mm左右。

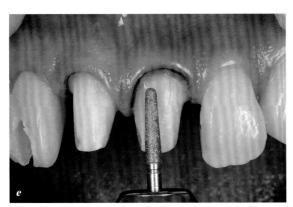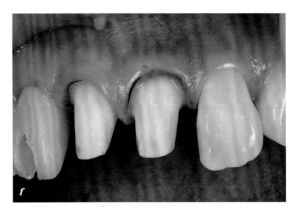

图9e，f 用挖匙等器械推开牙龈，防止损伤牙龈，对肩台终止线进行最终预备。

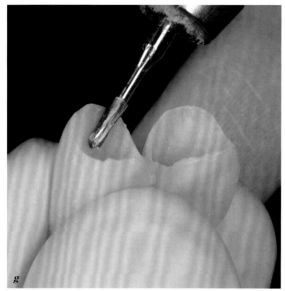
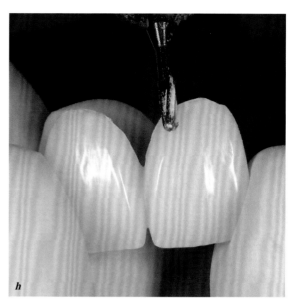

图9g，h 对现阶段戴入口内的暂时性修复体进行重衬，削磨需要重衬的部位暴露出新鲜面。

　　一般情况下，如果不暴露出新鲜面而直接添加自凝树脂的话，粘接效果会很差。在暴露新鲜面时不仅要削磨内侧，同时也要暴露外侧。

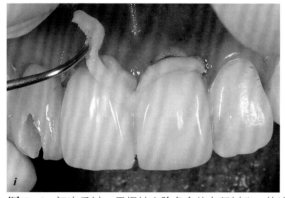
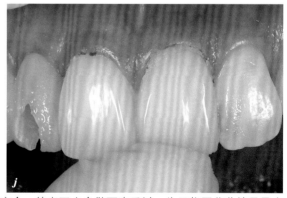

图9i，j 初次重衬。用探针去除多余的自凝树脂，使边缘密合。笔者至少会做两次重衬。为了将固化收缩量最小化，初次重衬的量会比较多，第二次会在肩台处放置薄薄的一层自凝树脂后按压复位。这样，可以获得清晰的边缘形态。

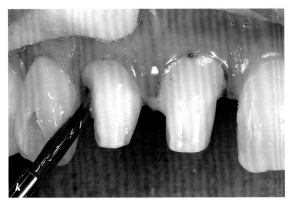
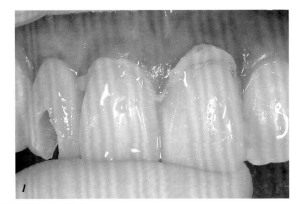

图9k，l 第二次重衬。在基牙上放置尽可能少的量的自凝树脂后按压复位。

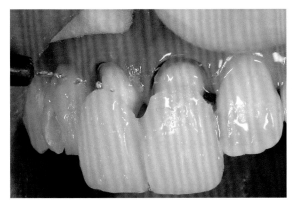
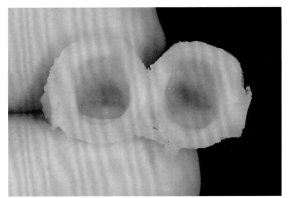

图9m 固化到一定程度后反复拆戴，同时用水冲洗残留的单体。

图9n 重衬后的暂时性修复体内侧。注意观察清晰的边缘形态。

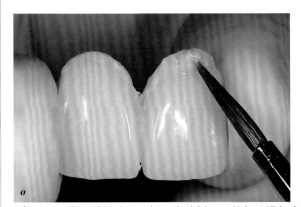
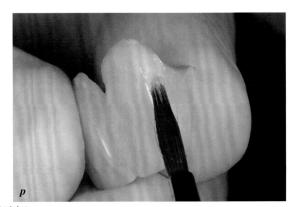

图9o，p 像之前描述的那样，在外侧不足的部分添加自凝树脂。

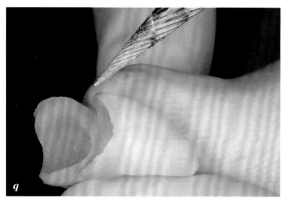

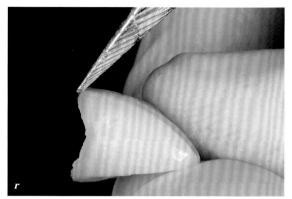

图9q，r 使用KT磨头的尖部修整边缘，注意在略低于龈下的位置开始塑造外形突度。

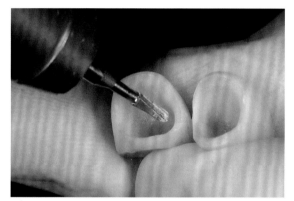

图9s 由于内侧的自凝树脂会产生固化收缩，需去掉一层以防止上浮。

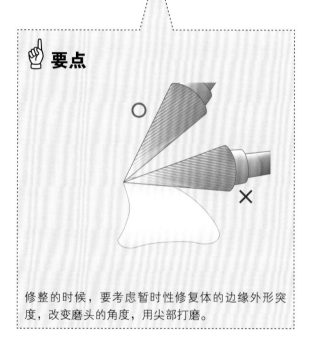

☝ **要点**

修整的时候，要考虑暂时性修复体的边缘外形突度，改变磨头的角度，用尖部打磨。

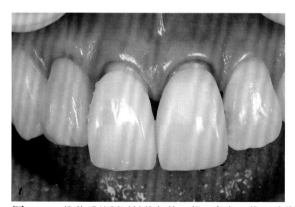

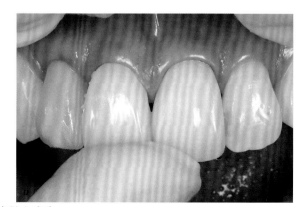

图9t，u 修整后的暂时性修复体。龈下肩台，戴入时稍有缺血产生。

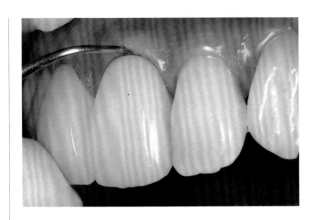

图9v　使用3A探针确认边缘的密合度是否良好。
→P133·器材⑫

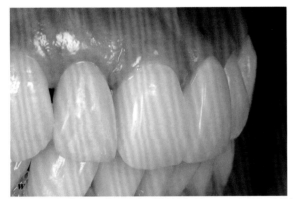
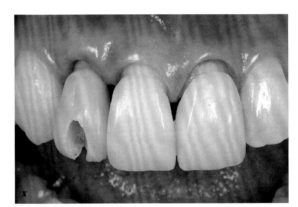

图9w，x　修整完成后的暂时性修复体。可以观察到其与牙龈之间良好的协调性。

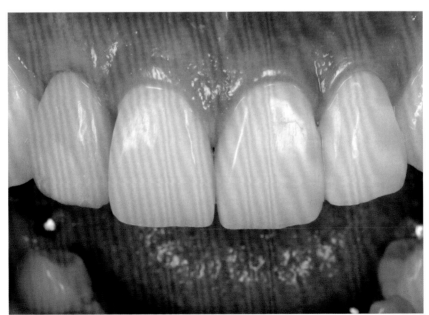

图9y　最终印模制取前的暂时性修复体，注意观察其与牙龈的协调性。此时[2]已经预备成准备进行贴面的基牙形态，并戴入贴面前的暂时性修复体。

调整邻间隙

调整邻间隙的要点

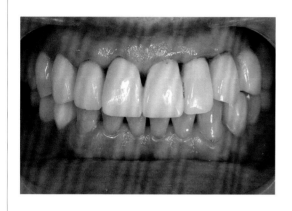

图10a 龈缘的边缘周围存在较大空间的邻间隙。调整龈乳头高度与修复体接触点最下方位置的协调性是很困难的。笔者使用的方法是，先等待邻间隙周围的牙龈恢复健康，再调整邻间隙形态，关闭黑三角。

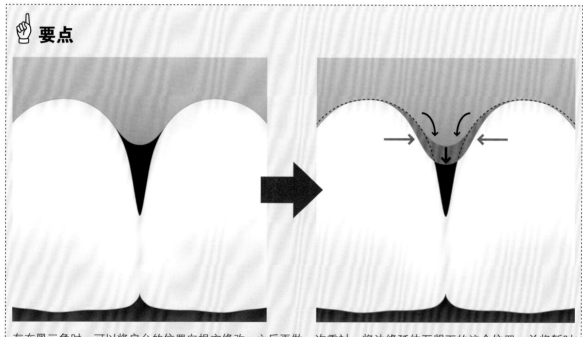

☞ **要点**

存在黑三角时，可以将肩台的位置向根方修改，之后再做一次重衬，将边缘延伸至龈下的这个位置，并将暂时性修复体的形态调整成凸起状，有利于重建龈乳头。

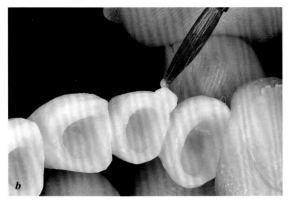

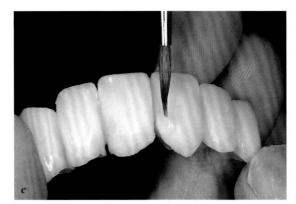

图10b，c　对牙体进行最终预备后，使用蘸笔法小心地在暂时性修复体的牙颈部附近添加自凝树脂。

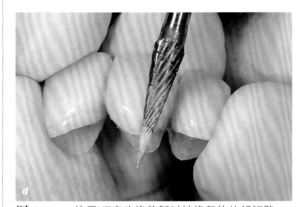

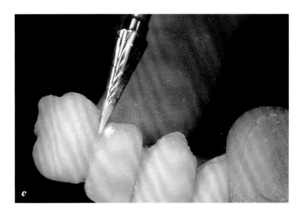

图10d，e　使用KT磨头修整暂时性修复体的邻间隙。

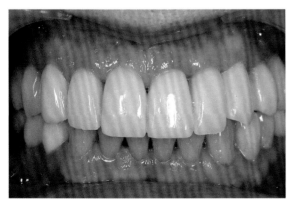

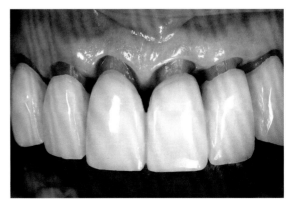

图10f　修整邻间隙后的暂时性修复体。　　*图10g*　取下暂时性修复体的状态。

PART 3

制取印模篇

排龈：单线&双线排龈

排龈步骤分解

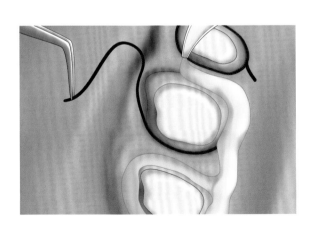

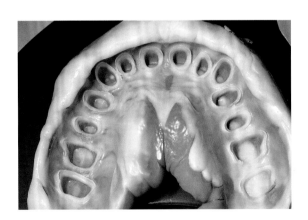

排龈：单线&双线排龈

制取印模最重要的是，精确地复制牙体预备时设定的肩台，并将信息正确地传达给技师。这一过程的成败主要取决于排龈和印模材。

首先确认一下制取印模时的大概的流程（参照下图）。当然，在制取印模时一定要确保牙周组织没有炎症，同时再一次确认肩台（**图11a**）。

确认无误后开始排龈。排龈法分为"单线排龈"和"双线排龈"。前者主要用于龈沟分类为高骨嵴顶型的病例，同时需要考虑牙周组织是否为成熟的状态。如果成熟，至少应该有1mm的龈沟。

由于双线排龈在制取印模时不必取出一次排龈线，所以压入排龈线时要注意，排龈线不可以短于牙的周长，需要与牙的周长相等。过长、过短都会影响印模效果（**图11b**）。

第二次压入排龈线后，二次排龈线存在于一次排龈线之上，构成了双层构造，在操作时需要将靠外的二次排龈线取出再制取印模。如果像一次排龈线那样使用恰好绕牙齿一周的量，将不易取出排龈线。因此需要预先留出方便用镊子夹出的"尾巴"（**图11c**）。这是比较精细的人工作业，也是操作的要点。

‖ 制取印模的流程（以同时制取14颗牙为例）‖

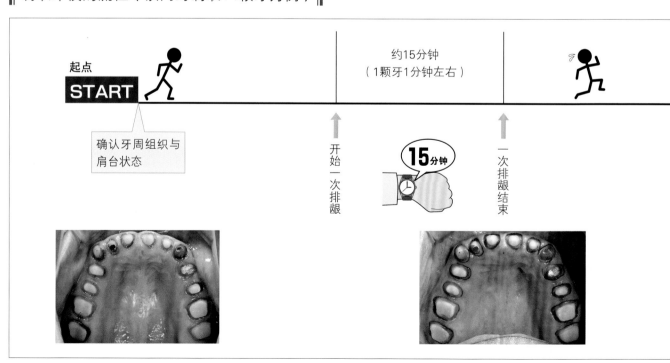

■ 双线排龈

‖ 排龈前的注意事项 ‖

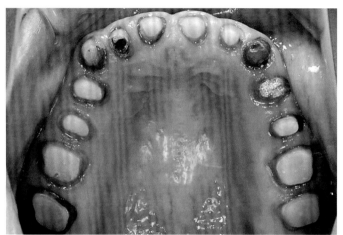

图11a　排龈前的状态。先确认牙周组织的状态及肩台。

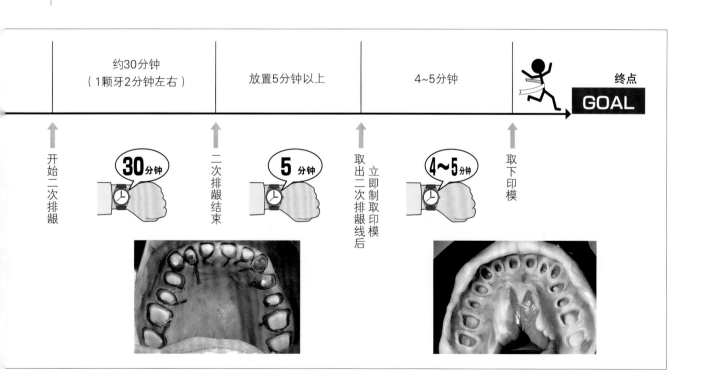

■ 一次排龈要点

║ 一次排龈 ║

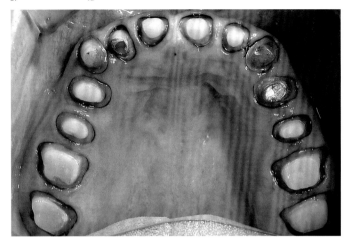

图11b 一次排龈。排龈线的长度要与牙的周长相等。从上图可以知道，一次排龈后有部分排龈线不能清晰地观察到。

→P134·器材⑮

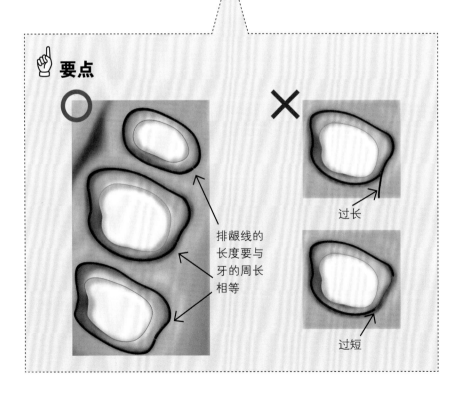

👆 **要点**

○ × 过长

排龈线的长度要与牙的周长相等

过短

■ 二次排龈要点

‖ 二次排龈 ‖

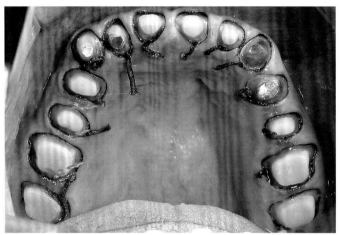

图11c　二次排龈。二次排龈后可以清晰地观察到排龈线（如果此时还不能观察到排龈线，就需要按照PART 2介绍的方法，使用高频电刀修整牙龈）。在制取印模时需要将二次排龈线取出，因此，要预先留出方便夹出的"尾巴"。之后，戴入暂时性修复体，加压，等待4~5分钟。**→P134・器材⑯⑰⑱**

☞ 要点

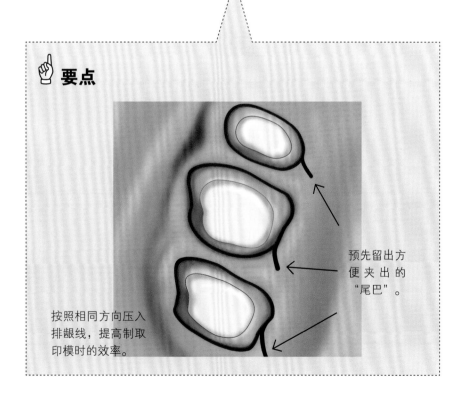

按照相同方向压入排龈线，提高制取印模时的效率。

预先留出方便夹出的"尾巴"。

掌控制取印模时间的重要性

制取印模时需要考虑印模材的硬化时间，并有意识地控制操作时间。理想的方法是在取出排龈线的同时注入印模材（*图11d*），这就需要"拉开颊黏膜的助手"与"准备托盘的助手"，共两名助手，这在现实的临床上很难实现。因此我们选择*图11e*的方式，分为单侧后牙区→前牙区→托盘→单侧后牙区四部分注入印模材。

‖ 可以保证有两名助手时 ‖

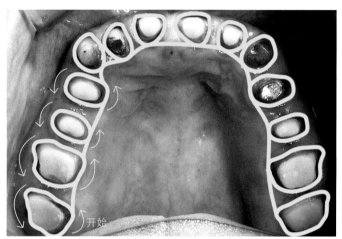

图11d 如果能确保有两位助手，就可以按照箭头方向一气呵成地注入印模材。取出二次排龈线的同时注入印模材，要注意防止产生气泡，保持连贯地注入。

👆 要点

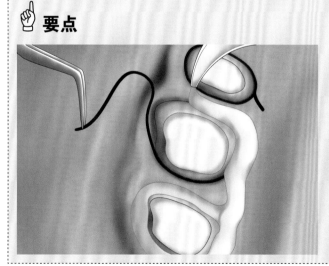

术者使用轻体硅橡胶印模材一颗一颗地向基牙注入的同时，一位助手依次取出二次排龈线（同时排除舌、颊黏膜的干扰）。另一位助手确认印模材硬化程度以及操作时间，向托盘内注入重体硅橡胶印模材。

▌只有一位助手配台时▌

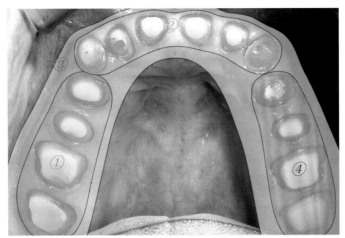

图11e　只有一位助手配台时，按照①②③④的顺序在各部位注入印模材。

术者一个人需要同时做取出二次排龈线及向基牙注入印模材两项工作，口内操作完成之后再向托盘内注入印模材会增加失败的风险，因此，建议分区逐步制取印模。

▌工作模型的制作要点▌

〔副模型〕
分为包括基牙的牙列检查模型（牙列模型）与单独制作的副牙型模型（个别插入模型）两种（非**图11**的病例）。

・牙列检查模型（牙列模型）

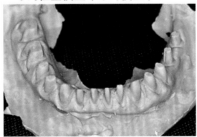

确认邻接关系、咬合关系、牙列内形态的协调性时使用的模型。

・副牙型模型（个别插入模型）

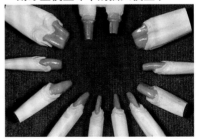

处理修复体内侧与调整肩台时使用的模型。

制取印模时如果选择从单侧的第二磨牙开始到中切牙的顺序注入印模材，然后再从另一侧的第二磨牙到中切牙的顺序注入，这样一定会在两个中切牙的衔接部分产生气泡。建议避免使用这样的方法，要一气呵成地注入印模材，以免衔接不连贯。

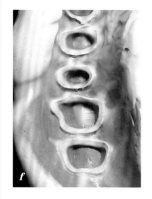
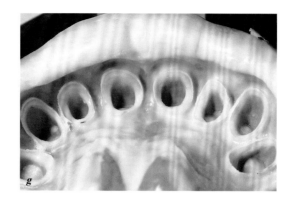
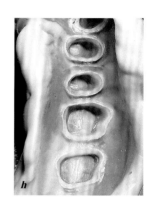

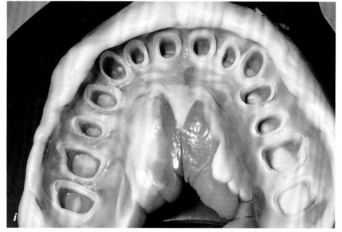

双线排龈的优势在于制取印模时保留一次排龈线，这样可以抑制龈沟内产生的渗出液、血液对印模材的影响，更容易获得清晰的印模。当然获得这样的印模需要在制取印模前保证牙龈的状态，不可以有炎症。

图11f~i 按照图11e的顺序制取印模，从口腔内取出时的状态。炎症控制得很好，并且没有血液附着。

→P135・器材⑲⑳

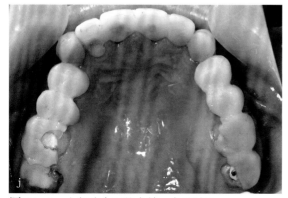
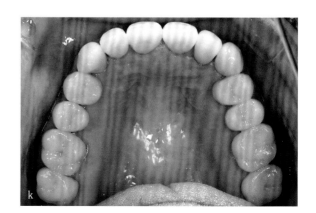

图11j，k 上颌咬合面的术前、术后对比。

排龈步骤分解

■ 去除修复体

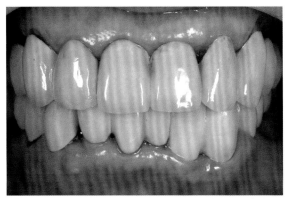

图12a 初诊时的正面观。上下颌全口都做过修复治疗。

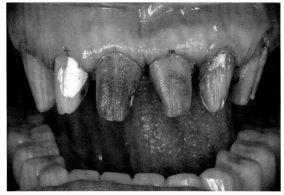

图12b 去除上颌前牙区的修复体后。此时除|3以外均为活髓牙，但之前并没有依照牙长轴方向去预备，而是选择了连冠修复，这是引起牙龈炎症的原因。

☞ 要点

从*图12b*可以知道牙体预备时并没有按照牙长轴方向来制备。如果没有遵循PART 1的"牙体预备篇"里介绍的牙体预备方法去制备，就很难获得修复体与牙周组织的协调性。

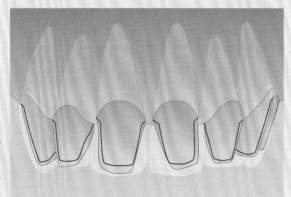

■ 初步预备至最终预备

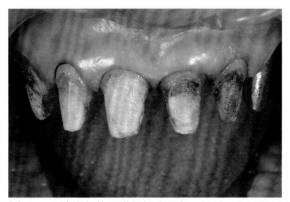

图12c 去除修复体后进行初步预备，经过一段时间后再做最终预备。活髓牙一般建议分次预备，尽可能保留牙髓。|3为已经重新制作的金属桩核。

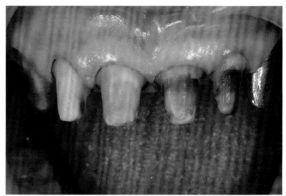

图12d 最终预备后，压入一次排龈线，稍向根方设定边缘。按照理想的最终形态要求完成最终牙体预备。

■ 戴入暂时性修复体

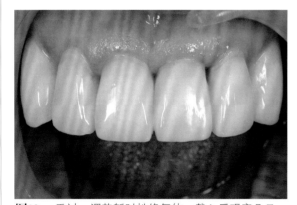

图12e 重衬、调整暂时性修复体，戴入后观察几日。等待牙龈进一步成熟后，再制取最终印模。

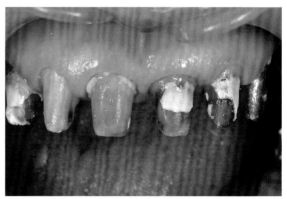

图12f 取下暂时性修复体时，确认是否有暂时粘接剂的流失。同时，要精查龈乳头处的是否有炎症存在。

从这里开始介绍排龈操作

■ 压入一次排龈线的要点

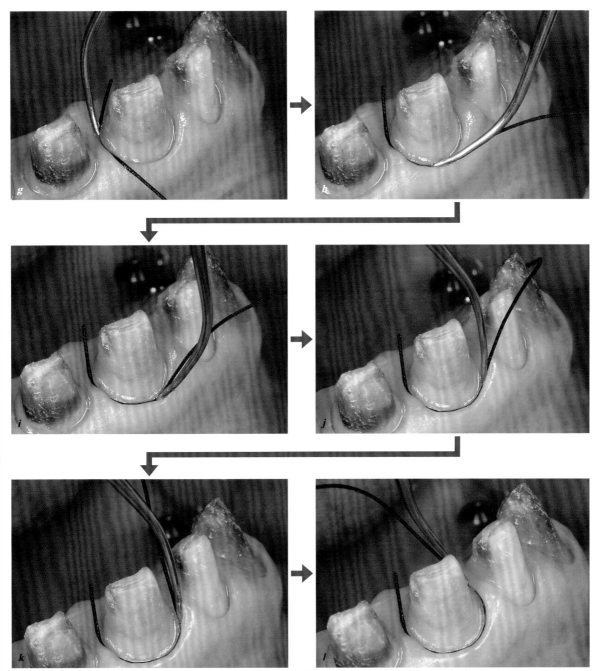

图12g~l　压入一次排龈线。笔者的方法是使用探针的体部（前端稍后的位置），沿着龈沟绕动的同时压入排龈线。这6张照片，可以了解整个过程。

单颗牙排龈操
作时间（一次
排龈）

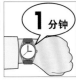

👆 **要点**

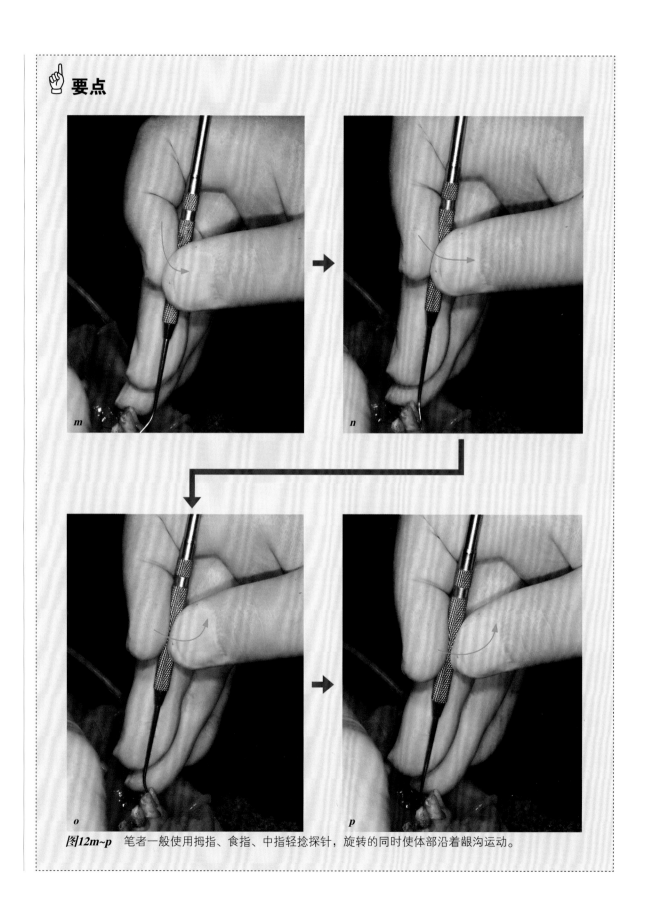

图12m~p 笔者一般使用拇指、食指、中指轻捻探针，旋转的同时使体部沿着龈沟运动。

■ 压入二次排龈线的要点

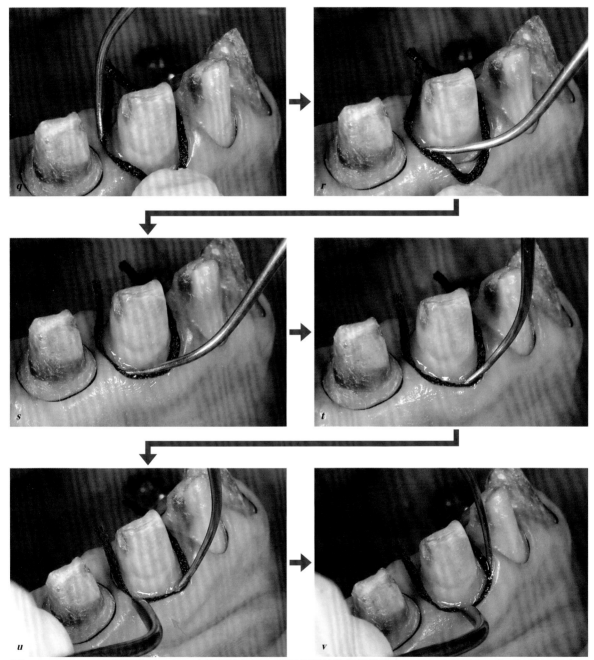

图12q~v　压入二次排龈线时。与一次排龈线相同，使用探针的体部沿着龈沟压入二次排龈线。此时因为已经有一次排龈线的压入，为了防止二次排龈线上浮，可以用挖匙压住排龈线的一端。

单颗牙排龈操作时间（二次排龈）

2分钟

■ 压入一次排龈线后

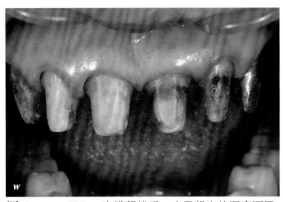 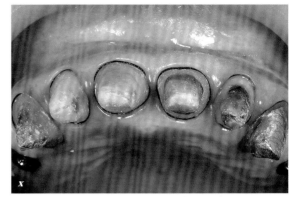

图12w，x 压入一次排龈线后。由于龈沟的深度不同，有些部位可以观察到排龈线，有些部位则无法观察到。

■ 压入二次排龈线后

等待时间5分钟

5分钟

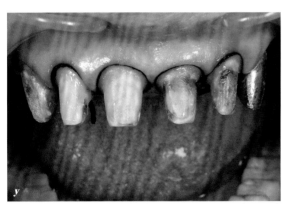 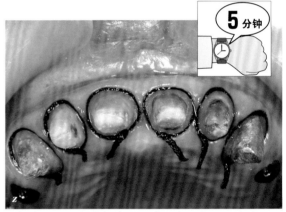

图12y，z 压入二次排龈线后。在制取印模前要取出二次排龈线，因此在排龈线的一端预先留出易夹出的"尾巴"。在取出二次排龈线的同时注入印模材是制取印模的关键。最后，一定要考虑到助手向托盘注入重体硅橡胶印模材的时间点。

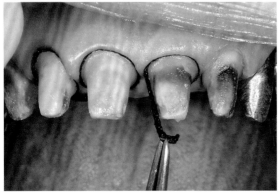 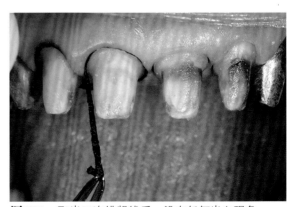

图12aa 取出二次排龈线。注意取出时的动作要轻柔，防止损伤龈沟。

图12bb 取出二次排龈线后，没有任何出血现象。

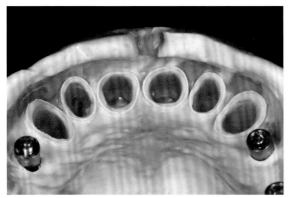

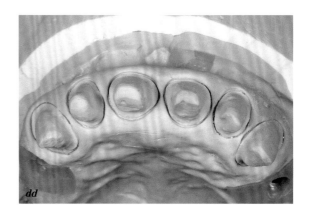

图12cc 制取印模后。使用显微镜对其进行精查。通过这一系列的操作，确保没有渗出液，减少重复取模的次数。

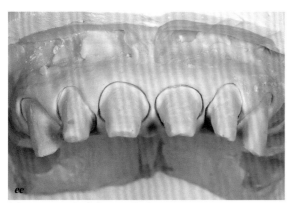

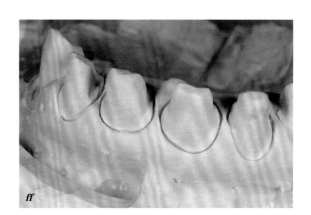

图12dd~ff 完成灌注的模型。

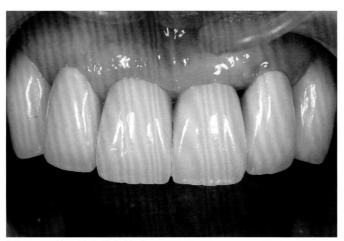

图12gg 戴入最终修复体后。

PART 4

修复体制作篇

精确置换的基本步骤

交替模型法

直接压铸法（无瓷粉技术）

基牙颜色校正

负责技师：土屋 觉（DENT CRAFT Studio）

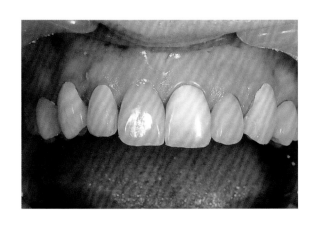
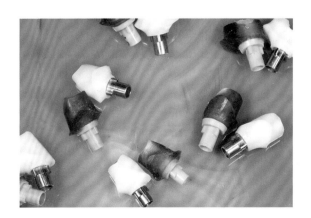

精确置换的基本步骤

在确保不损伤牙周组织的前提下，完成正确的牙体预备，制作密合的暂时性修复体，制取精确的印模，这一系列的操作都在为制作最终修复体做准备。但是，将暂时性修复体的信息完整准确地转移到最终修复体上的方法并不简单。

笔者利用最终修复体的内冠作为框架制作暂时性修复体，戴入患者口内使用一段时间后，再将从口内获得的各种信息正确地转移到最终修复体上。笔者在治疗时，经常与口腔技师土屋觉先生合作完成这一过程。

①交替模型法
②直接压铸法
　（无瓷粉技术）
③基牙颜色校正
　（anatomical shading concept）

本章节介绍的"精确置换"，必须在口腔医师与口腔技师的良好配合下完成。将操作过程分为口腔医师的椅旁操作、口腔技师的技工所操作以及口腔医师与口腔技师在椅旁的共同操作三个部分。为了便于读者理解，将按照以下的图示区分各自的担当情况。

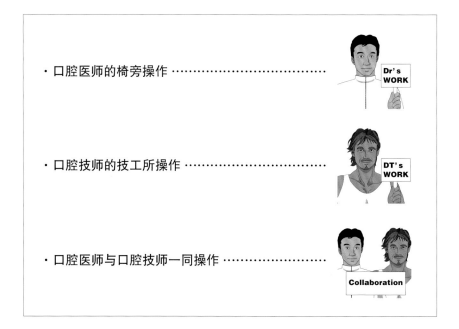

・口腔医师的椅旁操作 ······················· Dr's WORK

・口腔技师的技工所操作 ····················· DT's WORK

・口腔医师与口腔技师一同操作 ················· Collaboration

交替模型法

烤瓷贴面病例的应用

> 贴面预备后，交替戴入暂时性修复体，制取印模。

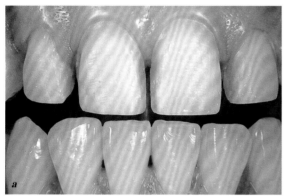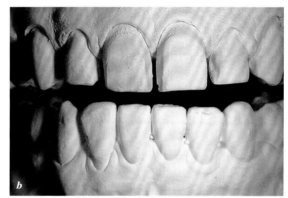

图13a，b　烤瓷贴面的病例，预备后的口内照片及模型照片。

图13c　戴入暂时性修复体时。

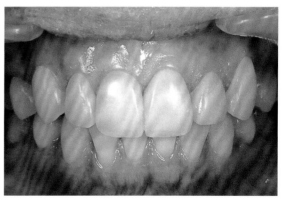

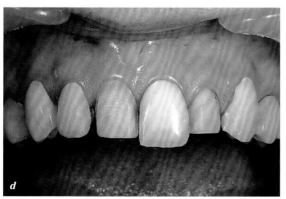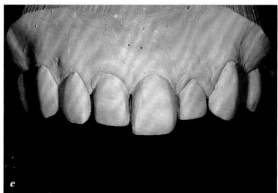

图13d，e　交替戴入暂时性修复体后，先制取印模然后灌注模型。要确保交替戴入的中切牙暂时性修复体的中线、突度、牙冠长度等与面容相协调。

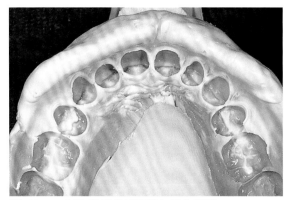

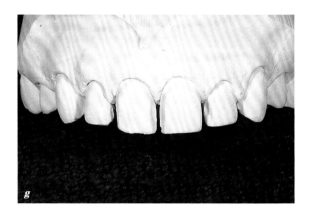

*图*13f，*g*　制取基牙的终印模与工作模型。

制作耐火材分割模型，完成烧制烤瓷贴面时需要的工作模型。

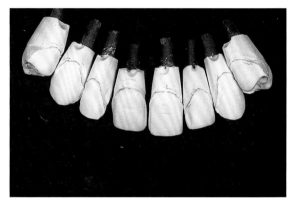

*图*13h　耐火材分割模型。

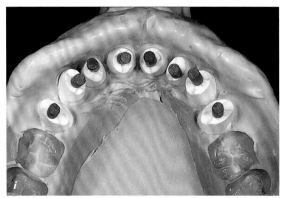

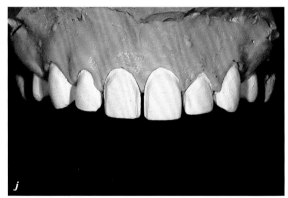

*图*13i，*j*　将耐火材分割模型放回硅橡胶印模中，制作烤瓷贴面烧制时需要的牙列模型。

利用烧制烤瓷贴面的工作模型制作耐火材交替模型。

DT's WORK

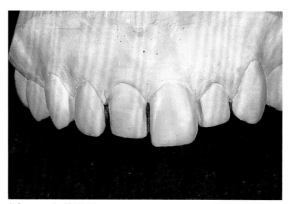

图13k 交替模型。

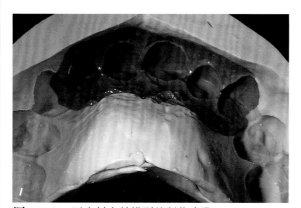
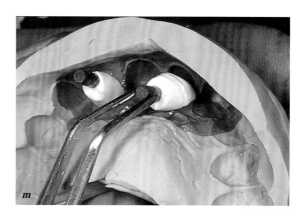

图13l，m 耐火材交替模型的制作步骤。

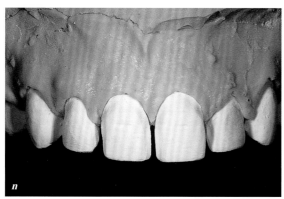
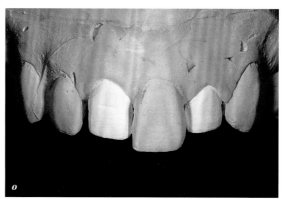

图13n，o 耐火材模型。**图13o**的中切牙、侧切牙来自于**图13h**的模型。

在贴面的分割模型上堆塑瓷粉。

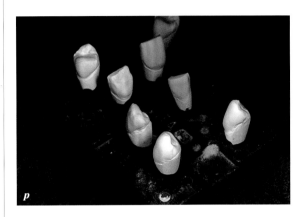

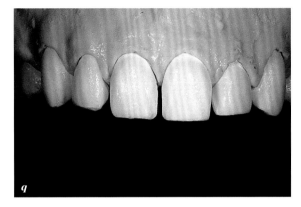

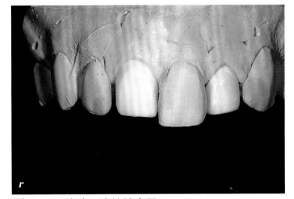

图13p~r 清洗，涂抹结合层。

图13s 在交替模型上修整基牙的生长叶，堆塑牙本质瓷及牙釉质瓷。

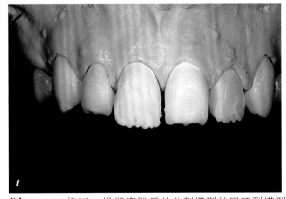

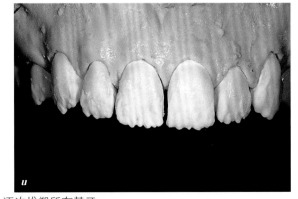

图13t，u 将**图13s**堆塑瓷粉后的分割模型放回牙列模型，逐次堆塑所有基牙。

在交替模型上试戴上釉后的贴面。

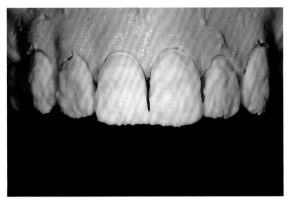

图13v　将图13u堆塑的状态烧结完成后，在切缘以及牙颈部堆塑透明瓷。

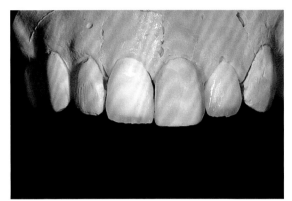

图13w　色调的调整也在交替模型上进行。

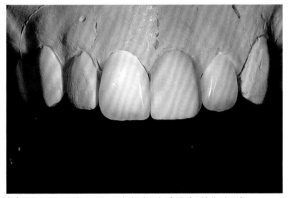

图13x　最后使用透明瓷粉与欧泊瓷粉恢复切缘。

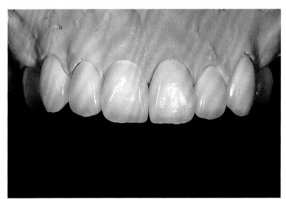

图13y　上釉、烧结后的状态。

交替戴入最终修复体（贴面）与暂时性修复体，确认中线。

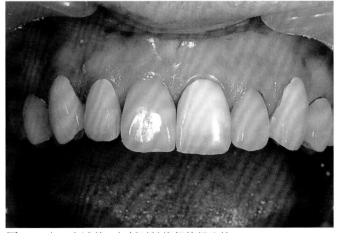

图13z　在口内试戴，与暂时性修复体相比较。

戴入前磨牙至另一侧前磨牙的最终修复体（贴面）。

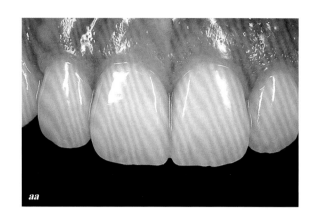

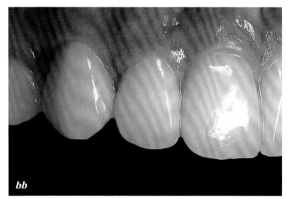

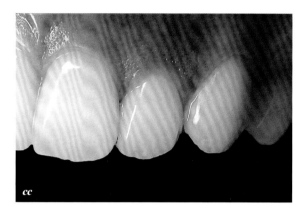

图13aa~cc 在口内微调后，粘接。

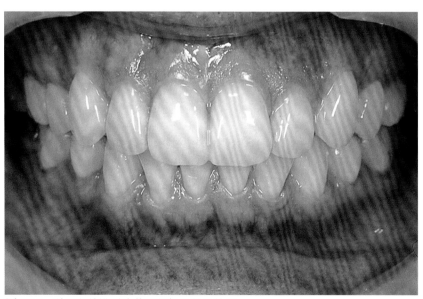

图13dd 利用交替模型法获得很好的美学效果。

全冠病例的应用

制作暂时性修复体、中切牙、侧切牙、尖牙之间相互交替的模型。

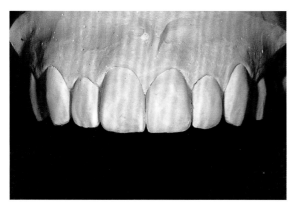

*图*14a　全暂时性修复体状态的模型。

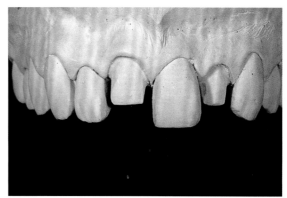

*图*14b　基牙与暂时性修复体相交替的模型。

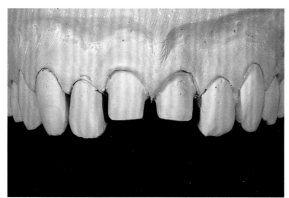

*图*14c　中切牙为基牙状态的交替模型。

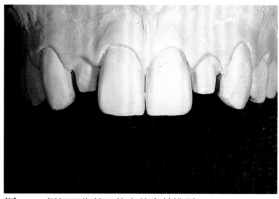

*图*14d　侧切牙为基牙状态的交替模型。

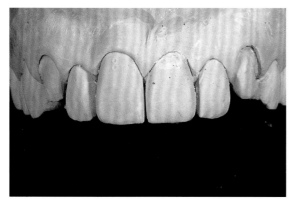

*图*14e　尖牙为基牙状态的交替模型。

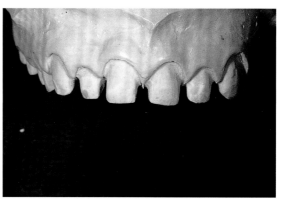

*图*14f　全基牙状态的模型。

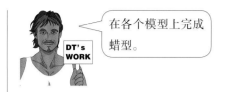

在各个模型上完成蜡型。

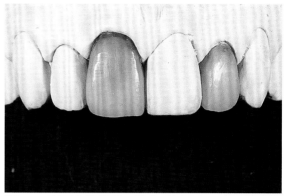

图14g 利用交替模型，模仿对侧同名牙来雕塑中切牙、侧切牙的蜡型。

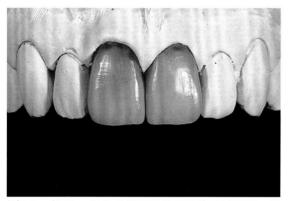

图14h 将**图14g**制作的蜡型转移至其他交替模型，模仿其形态来完成同名牙的蜡型。

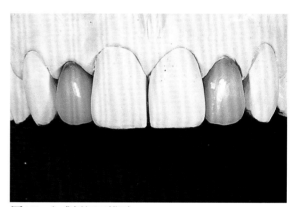

图14i 完成侧切牙蜡型。

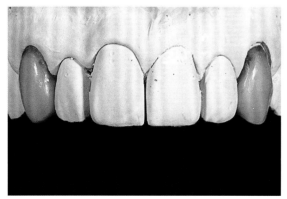

图14j 完成尖牙的蜡型。

利用这个方法将暂时性修复体交替取下，在空出的位置制作蜡型，可以将口内的暂时性修复体以精准的形态置换成最终修复体。

利用交替模型，以调整后完善的形态为基础，完成半口蜡型。

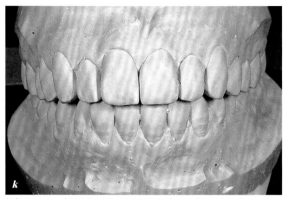
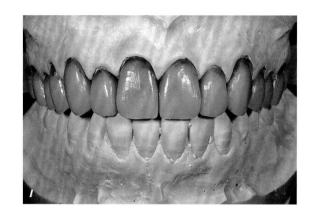

图14k，l 暂时性修复体的模型与完成后的蜡型。

利用暂时性修复体与最终修复体的互相交替，使最终修复体的形态与暂时性修复体的形态达到一致。

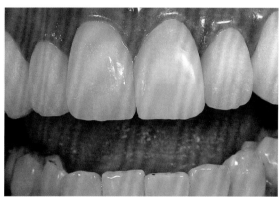

图14m 试戴最终修复体。左侧中切牙为暂时性修复体，右侧的最终修复体完全复制了暂时性修复体的形态。

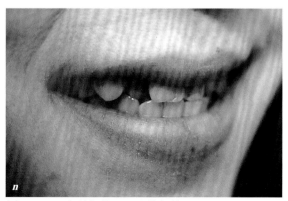
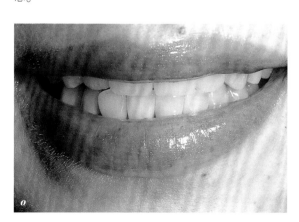

图14n，o 术前与戴入最终修复体后。

直接压铸法（无瓷粉技术）

用在需要恢复极高的功能性与美学要求时

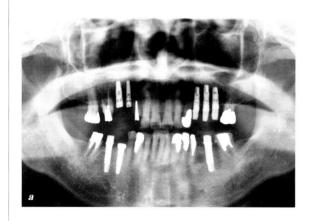

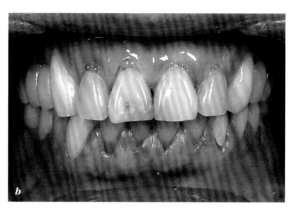

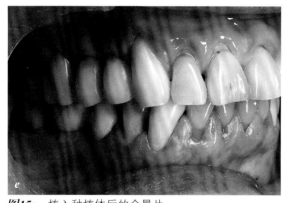

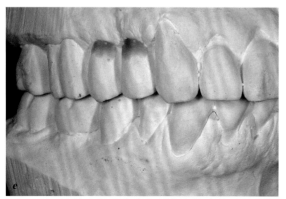

图15a 植入种植体后的全景片。

图15b~d 戴入暂时性修复体后的口内照片。

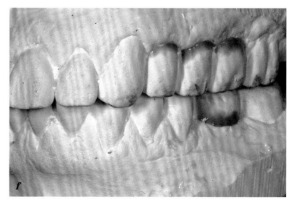

图15e，f 患者一年中有半年以上在国外生活，感觉英语发音时空气会从侧方漏出，舌感也不是很舒服。为了解决这些问题，需要在模型上感觉不适的部位添加蜡。

在工作模型上用蜡型恢复解剖学形态后，回切完成基台的形态。

DT's WORK

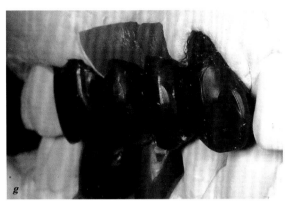

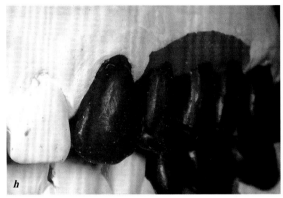

图|15g，h　制取最终印模，按照暂时性修复体及修改的部分在工作模型上雕塑蜡型。

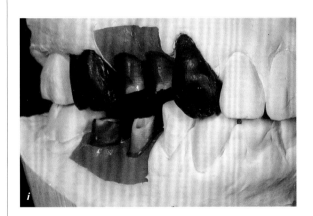

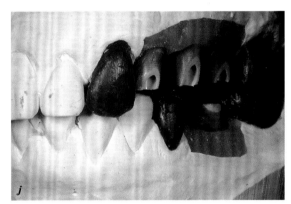

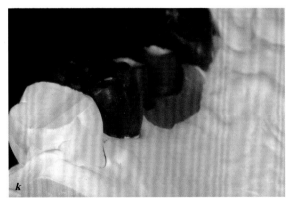

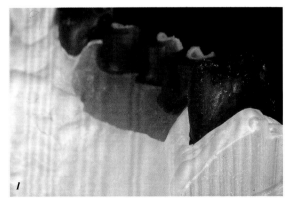

图|5i~l　在设计种植体部位的基台时，使用回切的方法从雕塑的牙冠蜡型形态塑造基台形态。

将完成的基台蜡型复制成氧化锆。

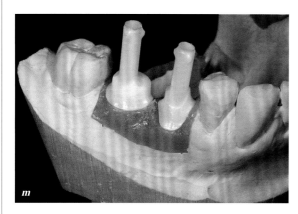

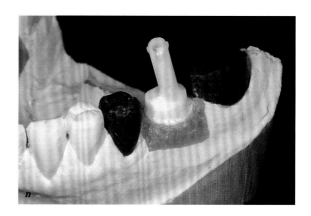

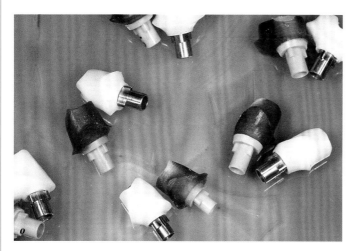

图15m~o 扫描基台的形态，并准确地转换为氧化锆。从最终修复体的形态回切出基台形态这一操作十分重要。→P135 · 器材㉑

种植牙与天然牙不同，没有基本的根部形态，因此需要利用基台的边缘确定牙颈部形态，从种植体顶部到龈缘的形态尤为重要。种植体的埋入深度、牙龈厚度都会对扩展穿龈形态产生影响。种植体埋入深度比较浅，牙龈比较薄时则很难达到理想的形态。

在口内试戴完成的氧化锆基台。

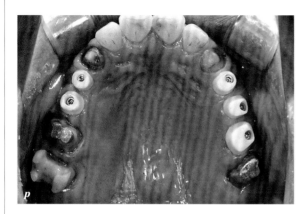

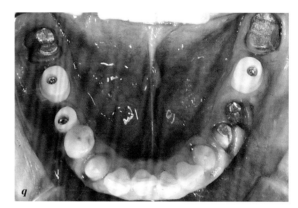

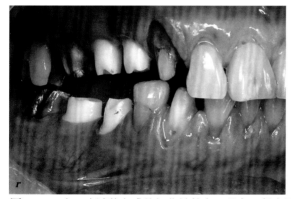

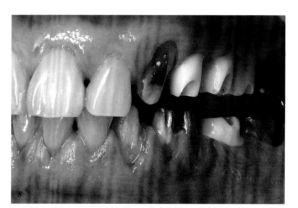

图15p~s　在口内试戴完成的氧化锆基台。观察牙龈水平、颊舌径、基台的连贯性等，准备制作最终修复体。

在这个阶段的基台要确保后磨牙、前磨牙有其应有的基牙形态，肩台的设置与天然牙相同，全周的深度一致，为0.5~1mm。这样可以获得理想的牙冠外形，减少粘接剂残留。

利用基台模型制作氧化锆内冠。

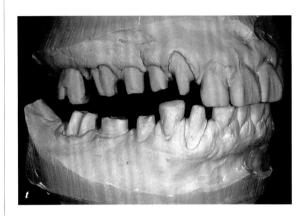

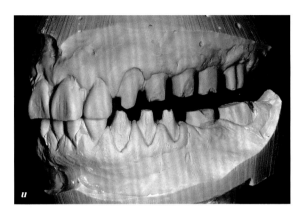

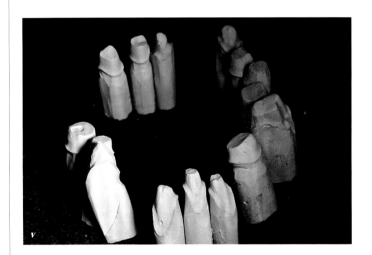

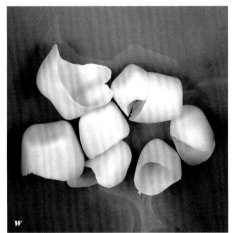

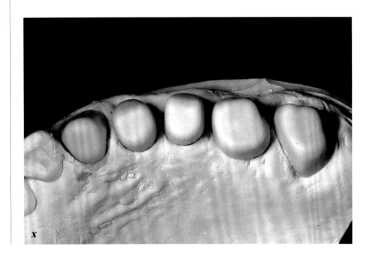

图15t~x 戴入基台，制取基台水平的终印模。分割模型，制作氧化锆内冠。

在氧化锆内冠上灌注自凝树脂，制作暂时性修复体。

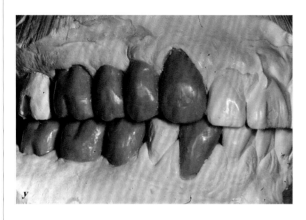

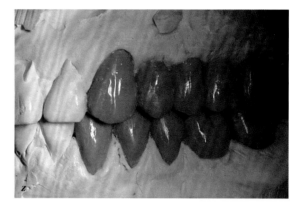

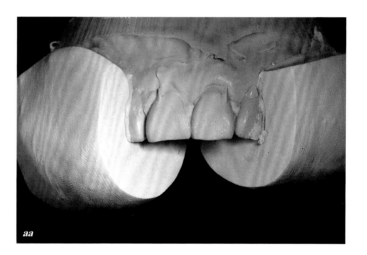

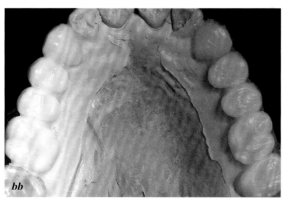

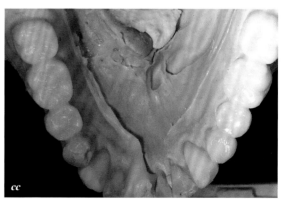

图15y~cc　在前一页制取的模型上雕塑蜡型，制取印模并制作硅橡胶导板，去除蜡型，如**图bb**所示使用自凝树脂在内冠上恢复牙冠形态。

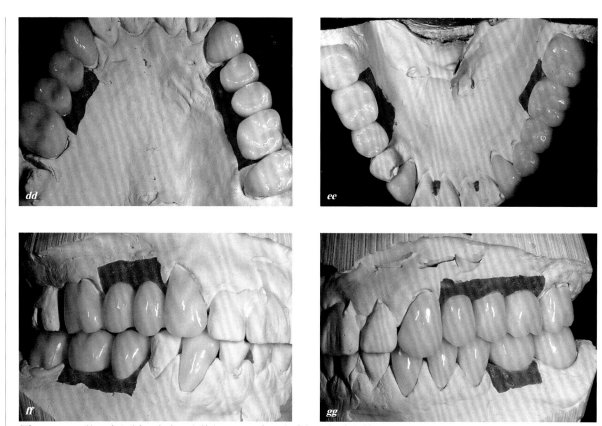

图15dd~gg 使用自凝树脂在内冠上恢复牙冠形态，完成暂时性修复体。

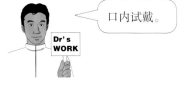

口内试戴。

Dr's WORK

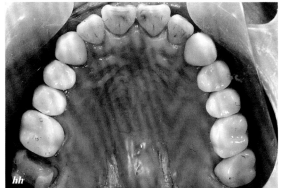
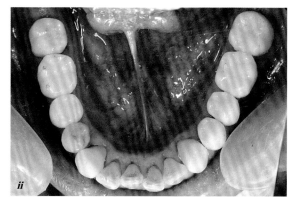

图15hh，ii 暂时性修复体要戴入一段时间，以观察其美学要素（形态上）、功能要素（发音、咀嚼）以及生物学要素（自净功能、牙垢附着情况）等状况。

重新制取印模，再次制作模型。

Dr's WORK

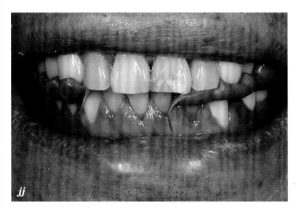

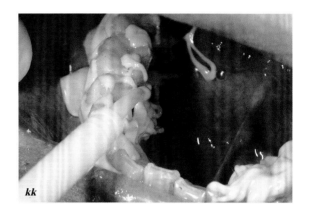

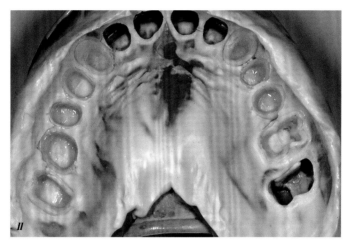

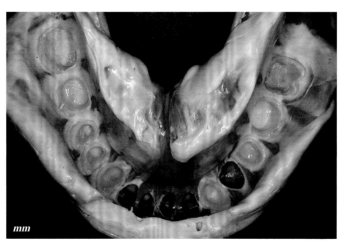

图15jj~mm　使用暂时性修复体一段时间后，如果没有发音等问题，则可以制取转移印模。

使用PRESS瓷块，压铸到内冠上。

DT's WORK

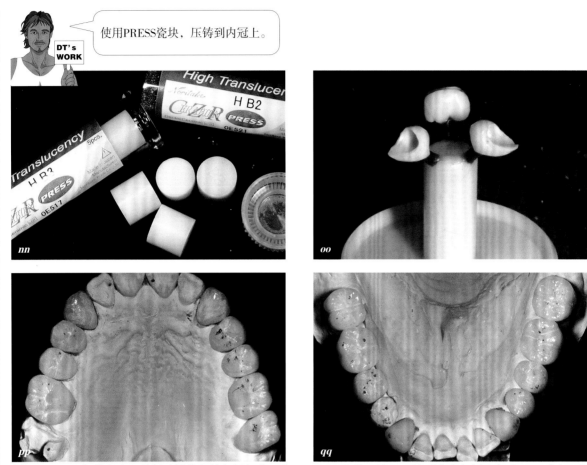

图15nn~qq 将带有内冠的暂时性修复体包埋起来，使用PRESS瓷块置换牙冠外形的自凝树脂部分。通过这一操作，可以将经过一段时间的调整，严格按照已经完善的形态转移成瓷。→P135·器材㉓

口内试戴，确认咬合状态。

Dr's WORK

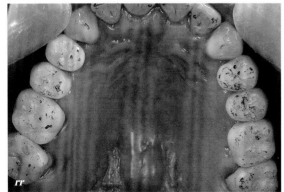

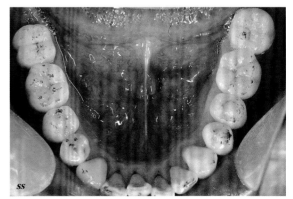

图15rr，ss 戴入口内未做任何调整的咬合接触状态。使用这个方法，基本无须调整也能获得这样的咬合接触。

Collaboration

最终的色调由医师和技师一起确认，进行染色。

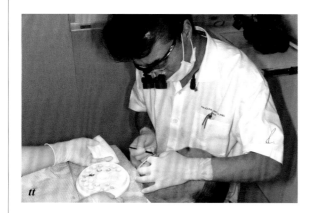

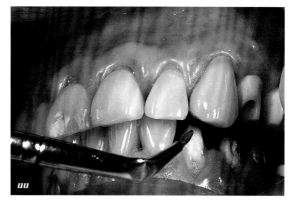

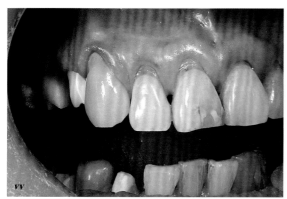

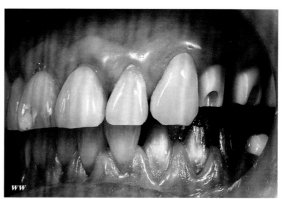

图15tt~ww　调整色调（外染色）时最理想的状态是，口腔医师与口腔技师在一起进行双重确认。

　　患者对修复体的要求各不相同。本病例的患者对发音等功能的改善格外重视，因此在修复后牙区时有必要从基台水平开始模仿天然牙，确定根部形态。之后利用内冠制作暂时性修复体，满足患者对功能性的期望，获得理想的形态。通过与口腔技师的合作，将这些形态精确地复制到最终修复体上，这一系列操作称为直接压铸法（无瓷粉技术）。

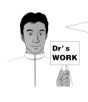

在口内试戴完成的最终修复体。

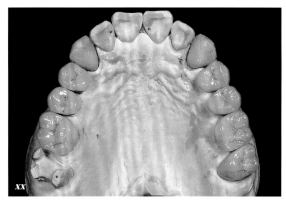

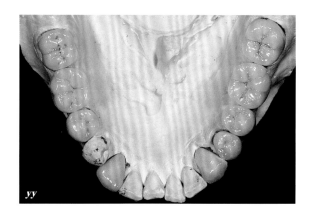

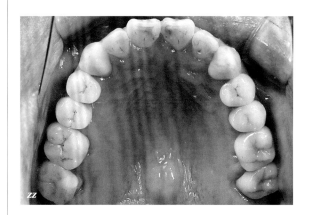

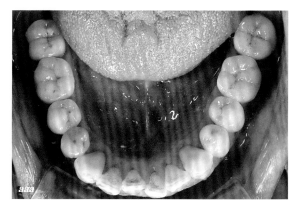

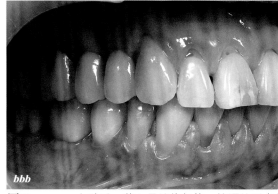

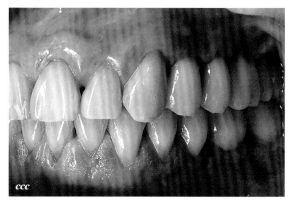

图15xx~ccc 上釉后，戴入最终修复体。协调的形态与色调，可以以假乱真的种植修复，同时恢复了美学要求和功能。

塑造适合非完整牙冠（牙周治疗后）的生物学形态

在需要控制中度牙周病的卫生前提下，制作暂时性修复体。

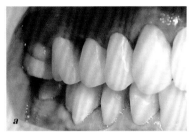 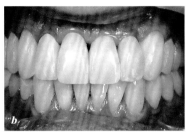 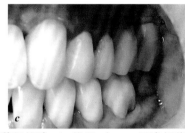

图16a~c　中度牙周病患者，牙周治疗后进行修复的病例。6 的近中颊侧根截根拔除，6 拔牙，5 6 7 固定桥修复。下颌的后磨牙根分歧处有部分露出。为了更好地控制菌斑，需要设计合适的修复体形态。

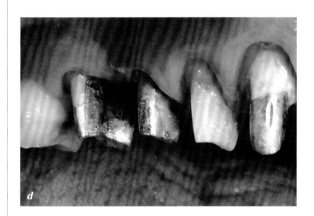 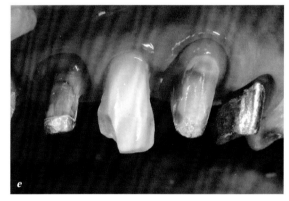

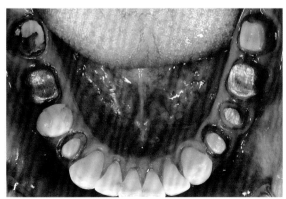 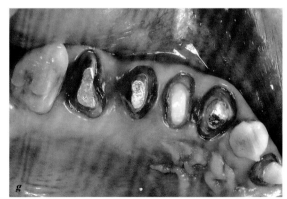

图16d~g　制取终印模时的口内照片。为非完整的基牙制作最终修复体时，很难确定理想的牙冠形态。

雕塑蜡型，制作内冠。

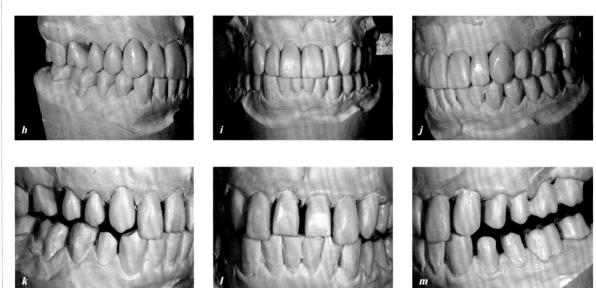

图16h~m 制取终印模。在工作模型上雕塑蜡型，尽可能地模仿口内暂时性修复体的形态来制作牙冠外形。使用重体硅橡胶制取牙冠外形的印模，制作导板，回切蜡型制作内冠。

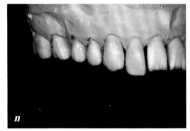
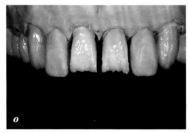
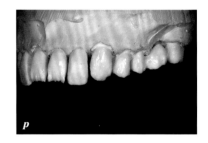

图16n~p 在完成的内冠上染色，使其与自然牙的色调相协调。

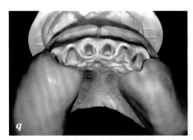
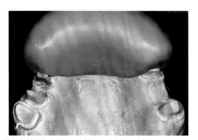
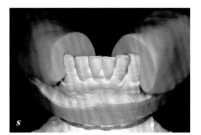

图16q~s 在基牙上雕塑蜡型，使用重体硅橡胶制取印模，制作导板。

在氧化锆内冠上灌注自凝树脂。

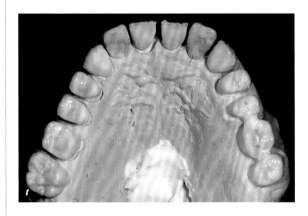

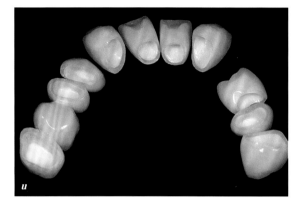

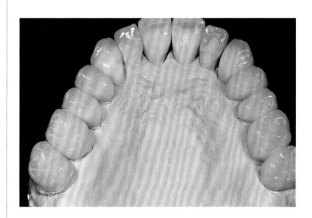

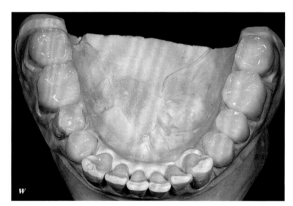

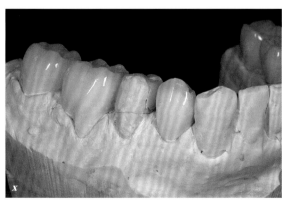

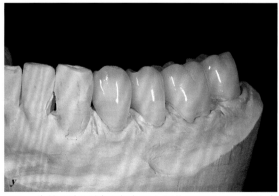

图16t~y　使用硅橡胶导板，在氧化锆内冠上灌注自凝树脂，**图16v**为使用自凝树脂在内冠上制作牙冠外形，制作出暂时性修复体。

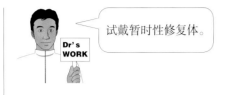

试戴暂时性修复体。

Dr's
WORK

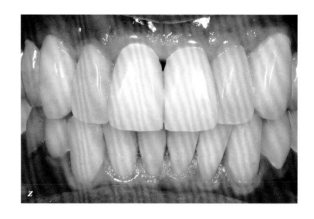

图16z~bb 戴入暂时性修复体后观察一段时间，确认是否可以保持良好的状态。

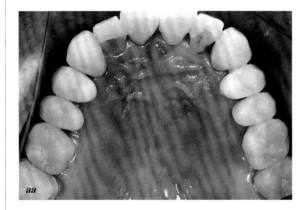

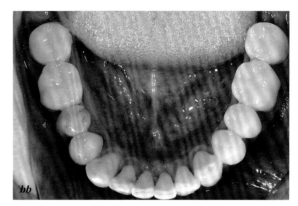

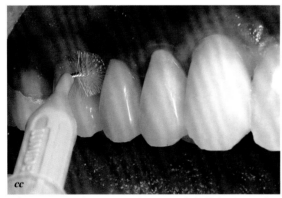

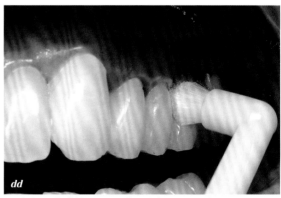

图16cc，dd 在对牙周治疗后的牙齿做修复时，一定要确认口腔内的清洁状况是否满足生物学的要求。

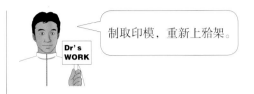

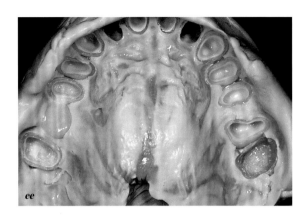

图16ee~gg　患者戴入暂时性修复体一段时间后，制取转移印模，重新上𬌗架。

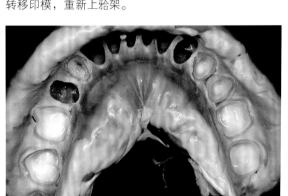

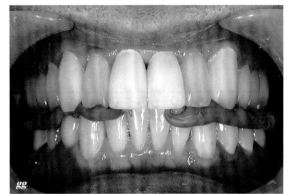

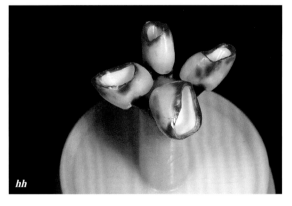

图16hh~jj　包埋暂时性修复体，使用PRESS瓷块置换自凝树脂部分。

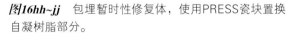

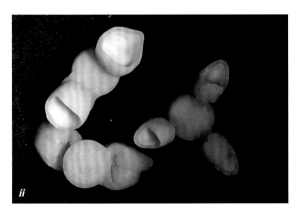

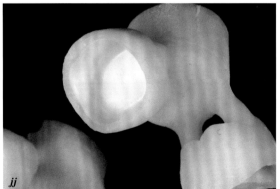

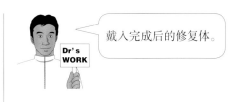

戴入完成后的修复体。

Dr's WORK

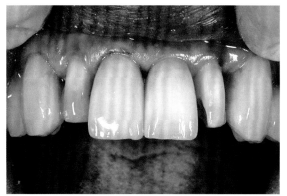

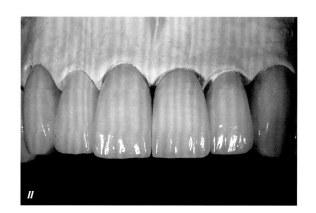

图16kk 由口腔医师来调整最终的色调。

ll

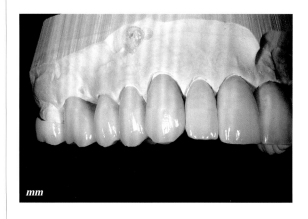

mm

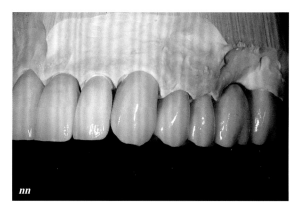

nn

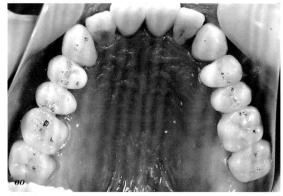

oo

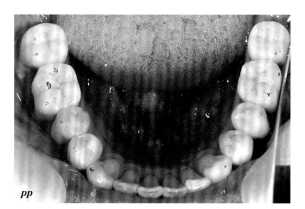

pp

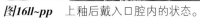

图16ll~pp 上釉后戴入口腔内的状态。

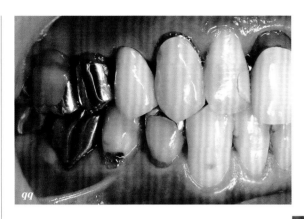
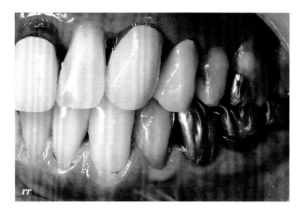

术后

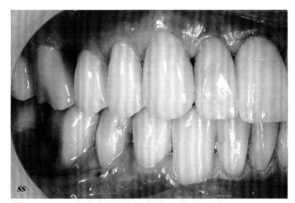
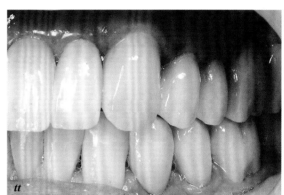

图16qq~tt　左右侧面观的术前、术后对比。

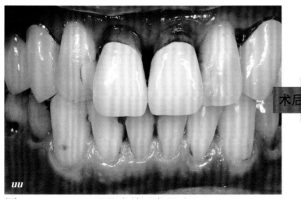
术后
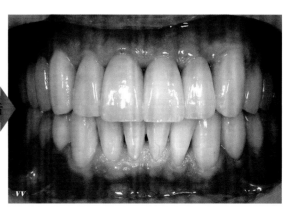

图16uu~vv　正面观的术前、术后对比。

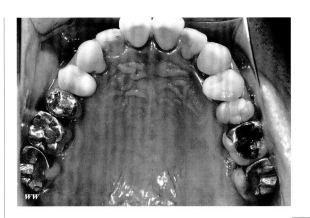
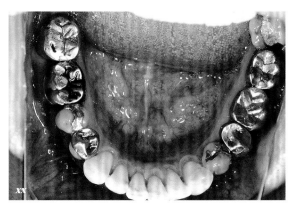

术后

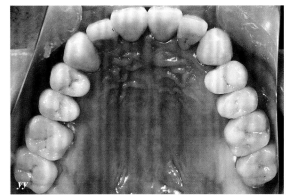
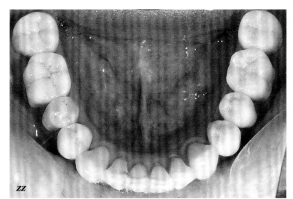

图16ww~zz 咬合面观的术前、术后对比。通过这一操作，可以将经过一段时间的调整，严格按照已经完善的暂时性修复体形态转移至最终修复体。

　　本病例针对中度牙周病进行截根术治疗，并调控了根分歧部以及桥体龈面的形态的病例进行说明。在治疗需要控制菌斑的病例时，可以通过暂时性修复体来评价卫生状况。之后再将暂时性修复体的形态复制到最终修复体上。直接压铸法对于牙周病的修复治疗也是有效的。

基牙颜色校正

■ 精确置换的实例

拔牙后，进行拔牙窝
位点保存术。

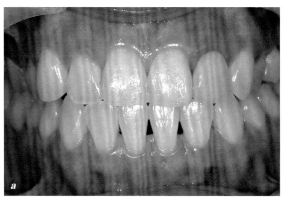
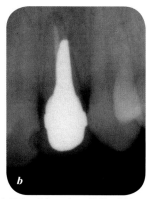

图17a，b　患者来院的主诉是要求改善2的色调以及前牙区牙冠形态，从小牙片可以观察到该牙金属桩核过长且根管壁有穿孔，因此无法保留，决定进行种植治疗。此患者的牙龈菲薄，属于难度较大的病例。

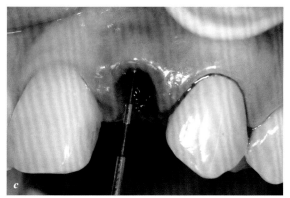
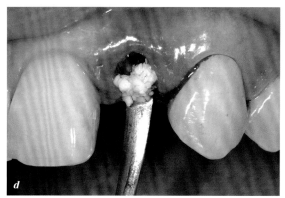

图17c，d　微创下慎重地拔牙，确认有唇侧骨壁的存在后，进行拔牙窝位点保存术，向拔牙窝内填入骨粉。

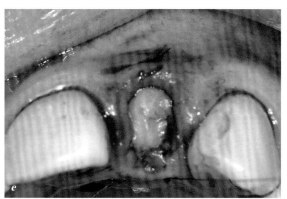
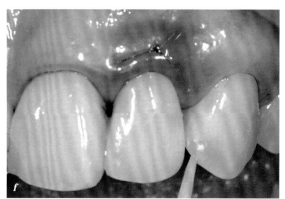

图17e，f　同时从腭侧取结缔组织覆盖拔牙窝。将人工牙粘接在邻牙上维持稳定。

使用CAD/CAM模拟种植体植入位点及方向。

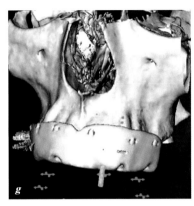

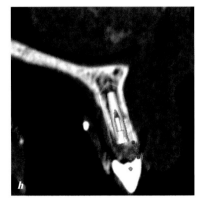

图17g，h 牙槽骨充分治愈后拍摄CT，可见通过拔牙窝位点保存保证了良好的骨宽度。使用CAD/CAM模拟植入方向，不翻瓣完成种植手术。

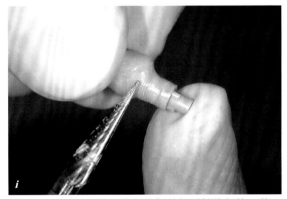

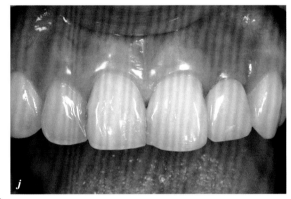

图17i，j 同时调整预先制作好的暂时性修复体，戴入口内。

　　这个阶段牙龈还不稳定，尽可能不要压迫种植体上缘的牙龈，使穿龈形态保持与愈合基台相似的比较细的状态。待牙龈在一定程度上稳定之后，再慢慢地调整加粗，逐步进行牙龈塑形。

制作个性化基台，并在基台上模仿贴面预备后的形态制作内冠。

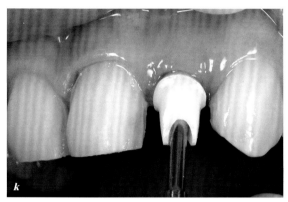

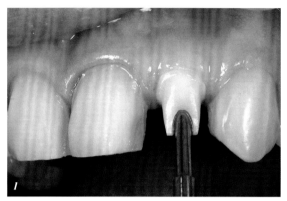

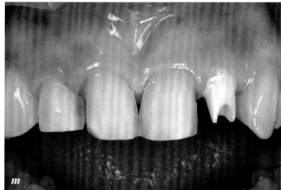

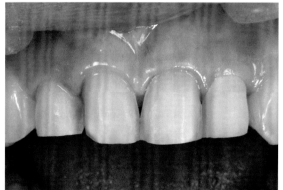

图17k~m　待牙龈稳定之后戴入最终基台。稍微压迫牙龈，可以增加密合度，但会出现短暂的局部缺血。等待5分钟，如果能恢复成**图17m**的状态，表示给予的压力在正常范围内。

图17n　在基台上制作氧化锆内冠，模仿对侧同名牙贴面预备后的形态进行堆瓷、烧结、试戴。

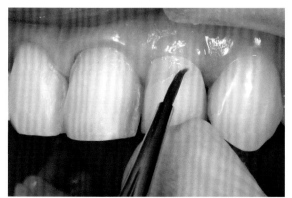

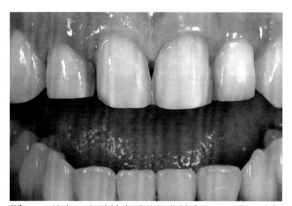

图17o　在口内按照对侧同名牙的颜色进行染色。

图17p　染色、上釉结束后的氧化锆内冠。至此，我们只需要制作4颗相同色调的贴面，就可以使4颗不同形态的基牙达到理想的美学状态（基牙颜色校正）。

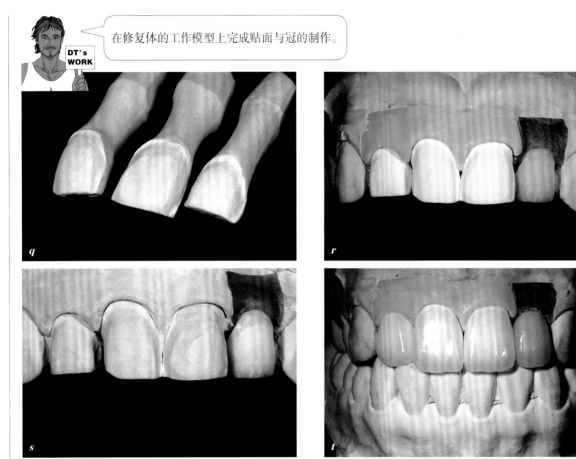

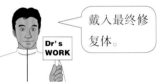

图17q~t 利用工作模型复制耐火模型，完成4颗前牙的贴面与冠的制作。

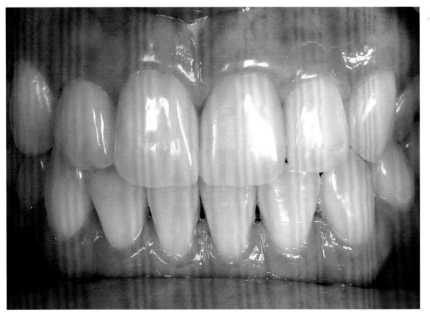

图17u 戴入口内后。注意观察2颈缘线与色调的改善。

　　无论基牙（基台）还是根部形态，天然牙与种植体都是完全不同的。本病例制作最终修复体时，在解剖学上统一了基牙（基台）的牙釉质与牙本质的色调，简化了口腔技师调整最终修复体色调的操作。

PART 5

牙龈塑形
个性化印模转移杆的制作方法
种植修复&贴面

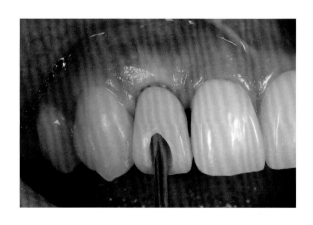

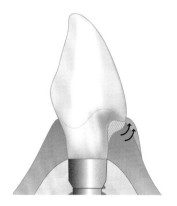

牙龈塑形

调控牙龈组织

在前牙区等美学区域，为了使种植体的上部结构与天然牙的状态相同，调控牙龈组织（牙龈塑形）是必不可少的。临床病例各不相同，口腔医师的精细操作左右着治疗的成败。牙龈塑形的过程中最重要的是确保充分的牙龈组织。

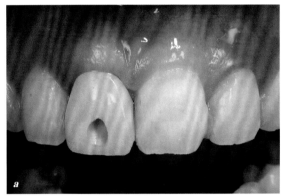 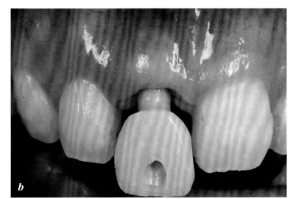

图18a，b 完成种植二期手术，在制作上部结构时尽可能不确定外形，以防止牙龈萎缩。

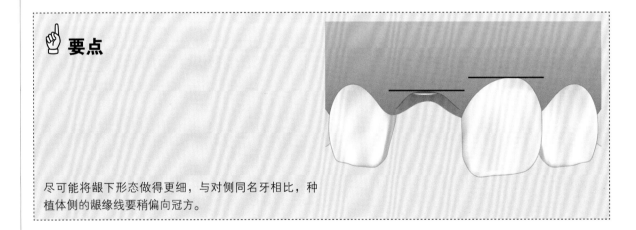

☝ **要点**

尽可能将龈下形态做得更细，与对侧同名牙相比，种植体侧的龈缘线要稍偏向冠方。

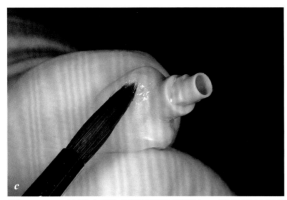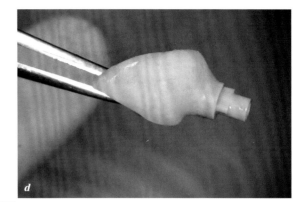

图18c，d　使用自凝树脂修整穿龈形态，准备开始牙龈塑形。

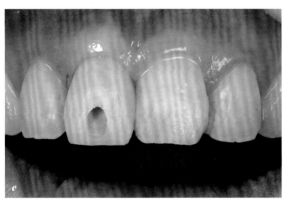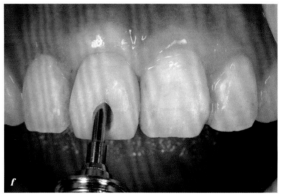

图18e，f　戴入上部结构，检查压迫牙龈的程度以及缺血带的状况。

👆 **要点**

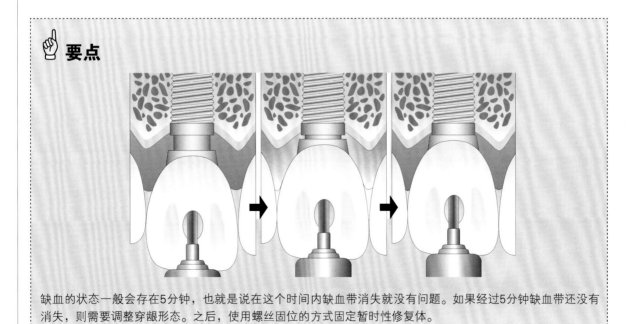

缺血的状态一般会存在5分钟，也就是说在这个时间内缺血带消失就没有问题。如果经过5分钟缺血带还没有消失，则需要调整穿龈形态。之后，使用螺丝固位的方式固定暂时性修复体。

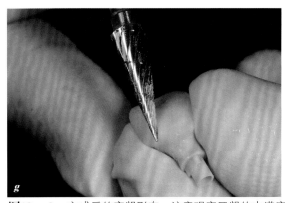
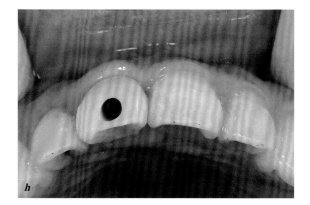

图18g，h　完成后的穿龈形态，注意观察牙龈的丰满度。

☝️ **要点**

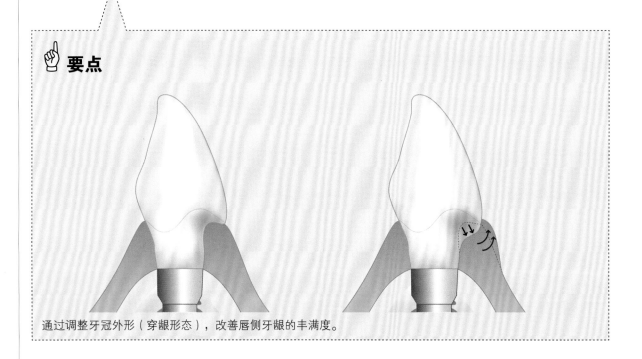

通过调整牙冠外形（穿龈形态），改善唇侧牙龈的丰满度。

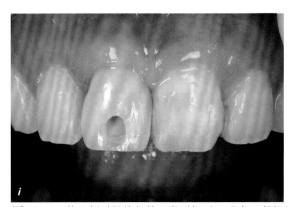
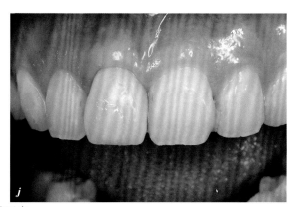

图18i，j　戴入暂时性修复体一段时间后，观察牙龈组织的反应。

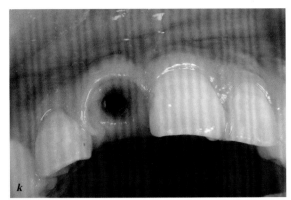
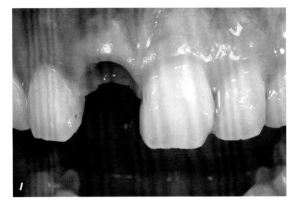

图18k，l　取下暂时性修复体，牙龈塑形的效果十分理想。确认牙龈内侧是否存在炎症。

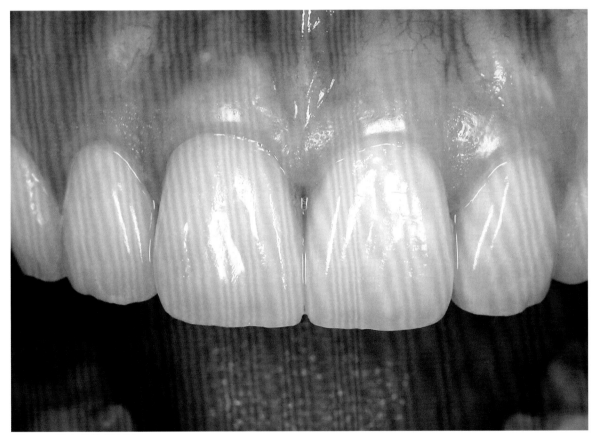

图18m　戴入最终修复体。

个性化印模转移杆的制作方法

从牙龈塑形到制取终印模的实例

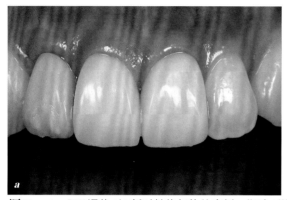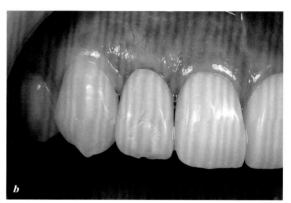

图19a，b　P53调整 1|1 暂时性修复体的病例。塑造 2 的种植牙的穿龈形态。

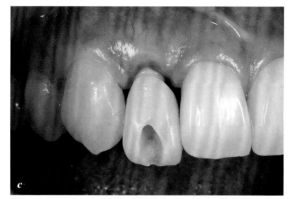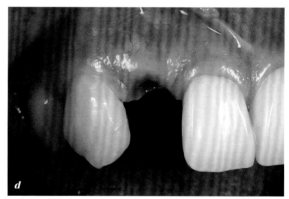

图19c，d　取下 2 的暂时性修复体。颈缘线的位置与两侧邻牙相比稍偏向冠方。

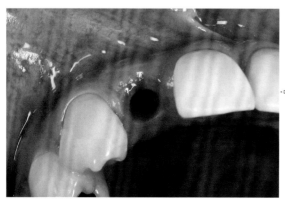

图19e　咬合面的状态。

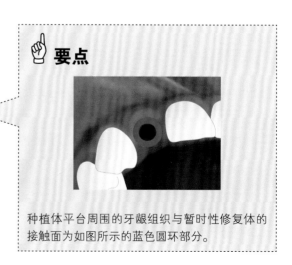

☞ **要点**

种植体平台周围的牙龈组织与暂时性修复体的接触面为如图所示的蓝色圆环部分。

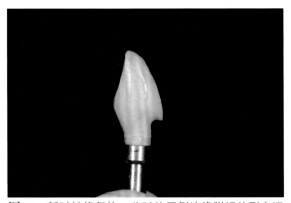

图19f 暂时性修复体。此时的唇侧边缘附近的形态还比较锐利。

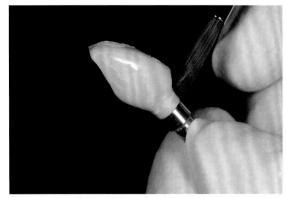

图19g 使用蘸笔法堆塑自凝树脂，调整外形。

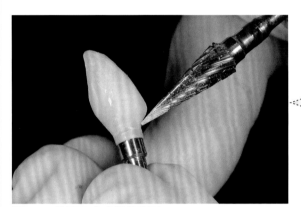

图19h 使用KT磨头调整外形。

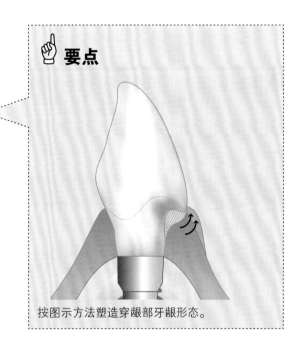

👆 要点

按图示方法塑造穿龈部牙龈形态。

等待时间

5分钟

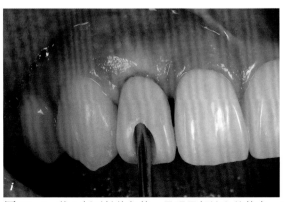

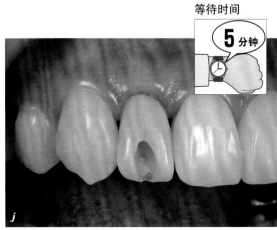

图19i，j 戴入暂时性修复体，呈现局部缺血的状态，5分钟后恢复。

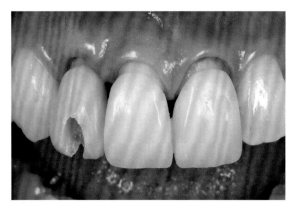

图19k 充分的牙龈塑形之后，制取终印模。

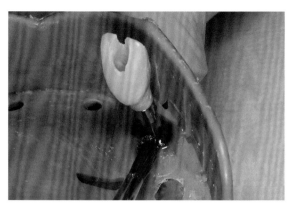

图19l 将种植体上部的暂时性修复体与代体相连接，使用成型树脂将代体固定在托盘上。**→P135·器材㉒**

如果代体与个别托盘之间的固定不够牢固，在取下暂时性修复体、连接印模转移杆时就有可能出现旋转，造成无法预计的变形。

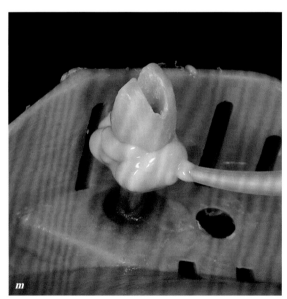

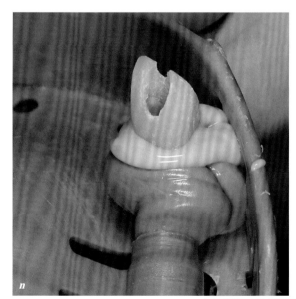

图19m，n 将轻体硅橡胶注入穿龈外形的部分，重体硅橡胶注入至其他的部分以及代体的部分。**→P135·器材⑲⑳**

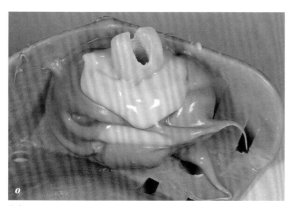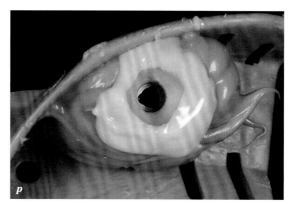

图19o，p　待固化后，从代体上取下暂时性修复体，确认制取的穿龈形态印模是否正确。

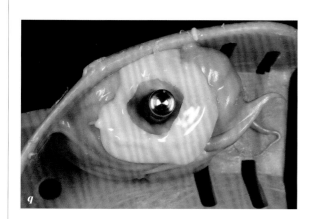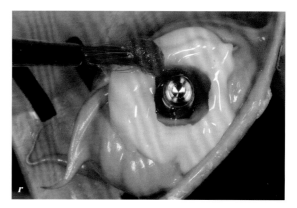

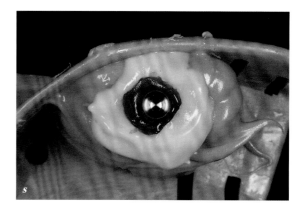

图19q~s　将印模转移杆固定在代体上，在周围的间隙内填加成型树脂，将穿龈形态复制到印模转移杆上。

→P135・器材㉒

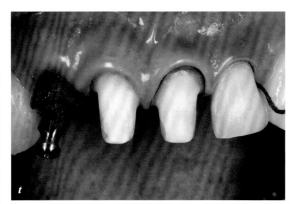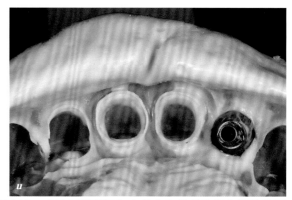

图19t，u 待成型树脂固化后取出，戴入口内与种植体相连接，确认牙龈组织与个性化印模转移杆之间的协调性，是否存在过度压迫或者不足。同时制取天然牙与种植体的印模。

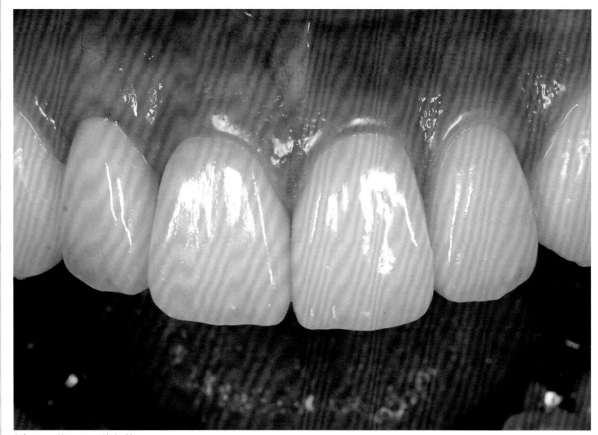

图19v 戴入最终修复体。

石膏固定法（Kenis Hinestechnique）

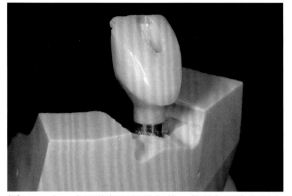
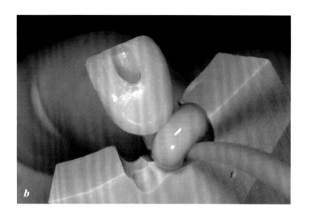

图20a　在口内调整暂时性修复体，将其与预先包埋在石膏内的代体相连接。

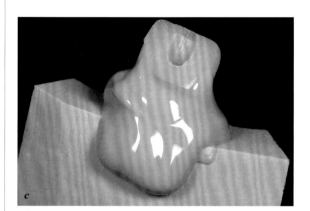
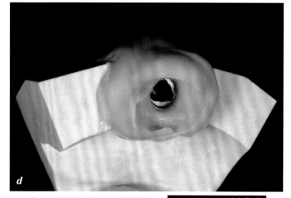

图20b~d　将利用暂时性修复体塑造的种植体周围的牙龈组织形态正确地转移到印模材上。→P135・器材⑲⑳

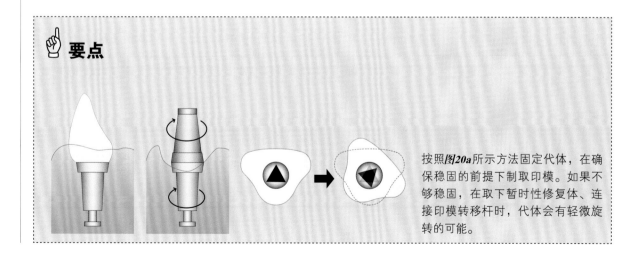

👆 **要点**

按照*图20a*所示方法固定代体，在确保稳固的前提下制取印模。如果不够稳固，在取下暂时性修复体、连接印模转移杆时，代体会有轻微旋转的可能。

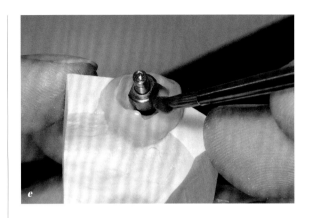

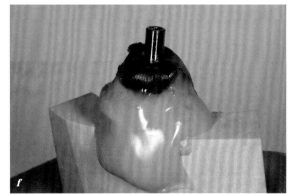

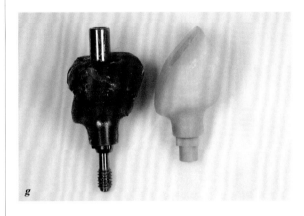

图20e~g 将印模转移杆固定在代体上，在周围的间隙内填入成型树脂，将暂时性修复体塑造的穿龈形态复制到印模转移杆上。**→P135・器材㉒**

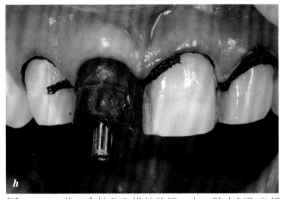

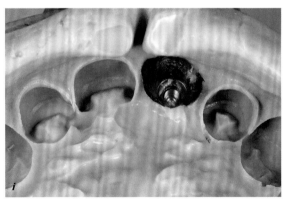

图20h，i 戴入个性化印模转移杆，在口腔内制取印模。（Kenis Hines technique）

种植修复&贴面

■ 病例演示

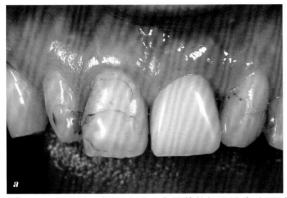 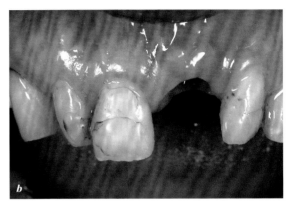

*图*21a，b　种植二期手术后，在等待软组织治愈的同时，利用暂时性修复体塑造种植体周围的牙龈形态。

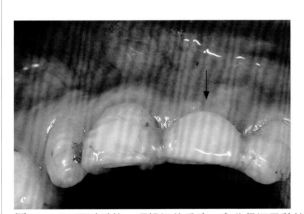 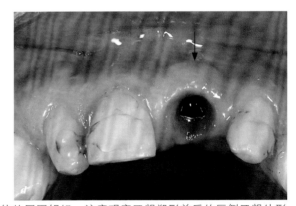

*图*21c，d　通过对软、硬组织的重建，充分保证了种植体的周围组织。注意观察牙龈塑形前后的唇侧牙龈外形（箭头所示位置）的变化。

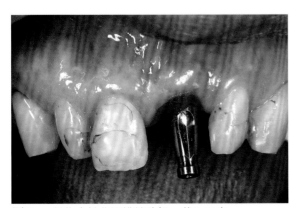 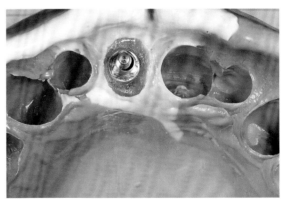

*图*21e　制作个性化印模转移杆，戴入口内。

*图*21f　使用硅橡胶印模材制取个性化印模转移杆的印模。

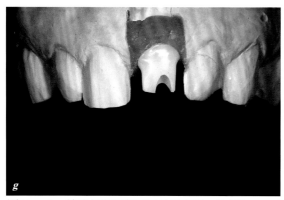

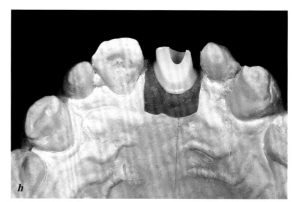

图21g，h 精确复制牙龈周围的形态后，使用Procera系统制作个性化基台。

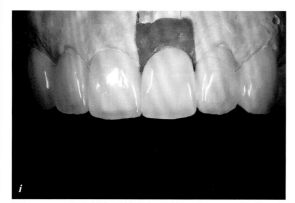

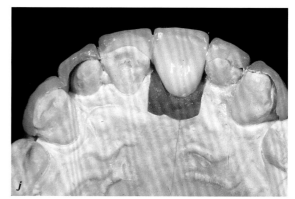

图21i，j 本病例在种植上部结构之外还需要做贴面修复，因此需要预先制作暂时性修复体。

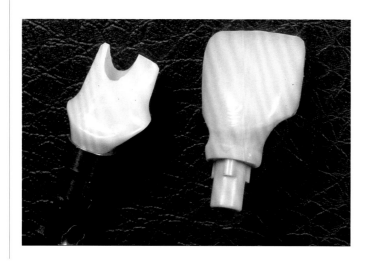

图21k 塑造穿龈形态时制作的暂时性修复体与Procera制作的基台形态对比。→P135・器材㉑

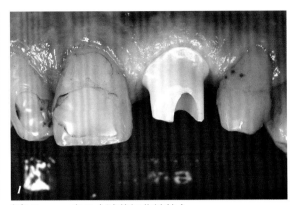
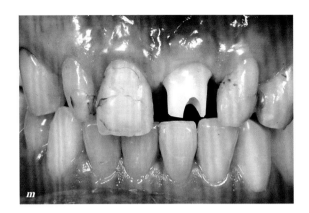

图21l，m　在口内试戴氧化锆基台。

　　戴入后周围组织稍有缺血，颜色在5分钟左右恢复则没有问题。但如果肩台的位置过浅，则有可能露出至龈上。因此，在设置穿龈形态与肩台位置时一定要谨慎。

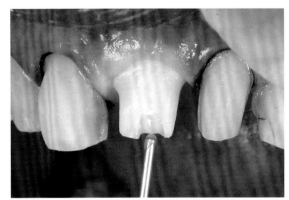

图21n　用硅橡胶充填物及流体树脂充填螺丝孔。

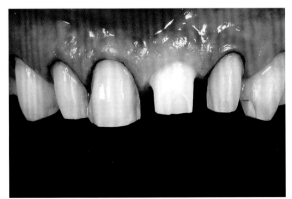

图21o　完成３２１|２３天然牙的贴面牙体预备。

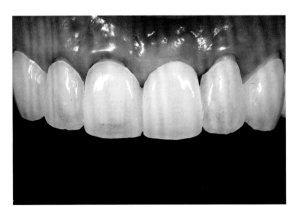

图21p　试戴暂时性修复体。

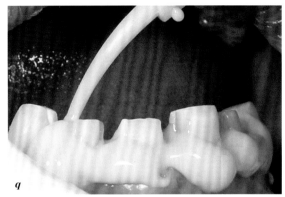

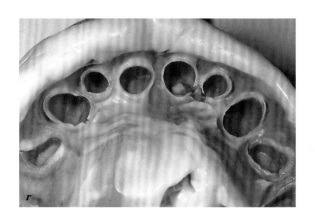

图21q，r 制取工作模型的印模。

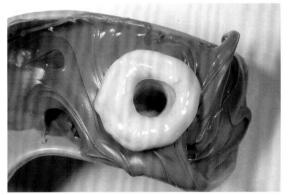

图21s 同时单独制取基台的分割模型用印模。

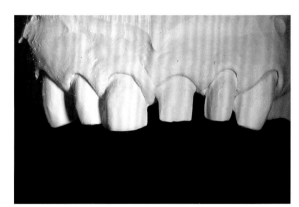

图21t 灌注后的工作模型。

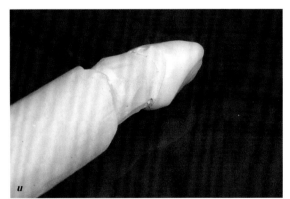

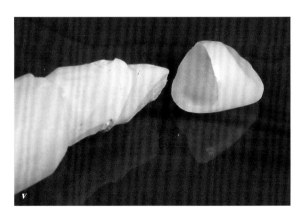

图21u，v 为制作种植体上部结构而预先制作的氧化锆内冠。

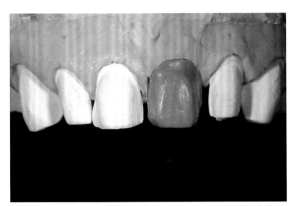

图21w　制作耐火模型，在氧化锆内冠上用蜡型堆塑贴面的基牙形态。

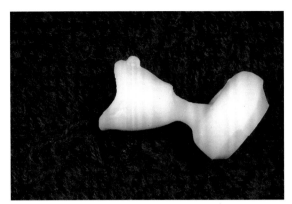

图21x　用压铸的方法将完成的蜡型置换成瓷。

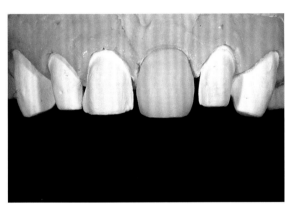

图21y　在内冠上压铸贴面的基牙形态。

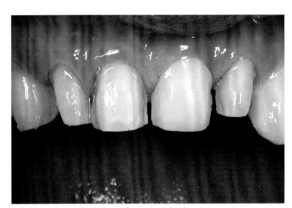

图21z　在口内试戴完成压铸后的内冠。

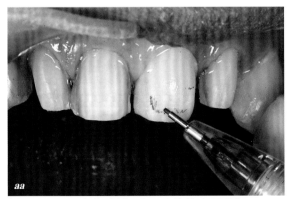

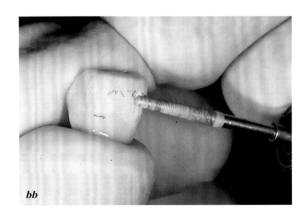

图21aa，bb　参考对侧同名牙来修整内冠形态。

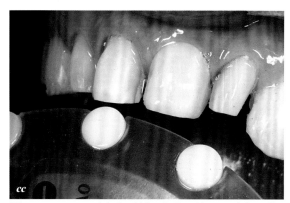
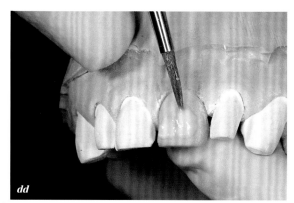

图21cc，dd 同时参考对侧同名的天然牙，对内冠进行染色。

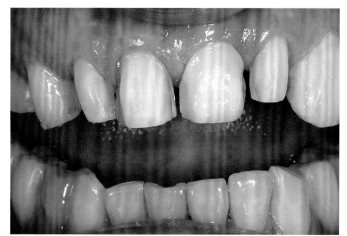

图21ee 完成的内冠（压铸后的内冠）。

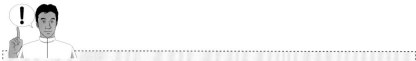

　　要使两个完全不同状态的中切牙（**图21o**）最终获得相同的美学修复形态，首先要使基牙水平达到形态以及色调的统一。在统一的基牙条件下制作最终修复体（贴面），更容易得到高度的美学恢复及患者的满意（基牙颜色校正技术）。

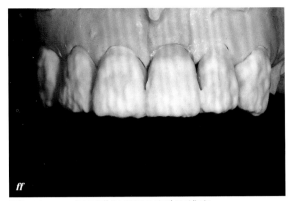

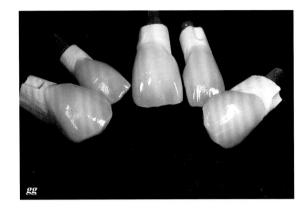

图21ff，gg 同时进行6颗牙的贴面堆瓷。

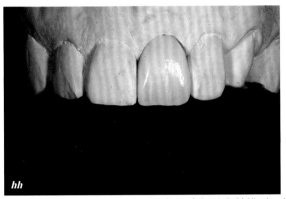

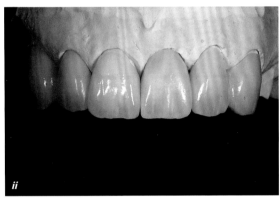

图21hh，ii 制作"修复体制作篇"介绍的交替模型，使面部的中线与修复体中线一致。

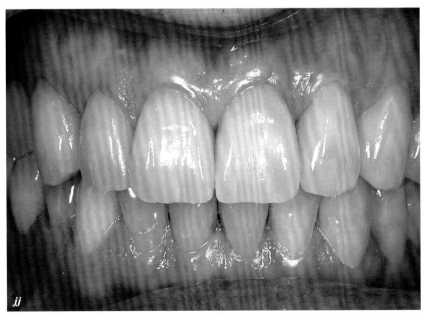

图21jj 戴入最终修复体。通过这一系列操作，达到软组织以及最终修复体的美
　　　　学效果。

参考文献

［1］Chiche GJ, Pinault A. Ethetics of anterior fixed prosthodontics. Chicago:Quintessence, 1994.

［2］Cohen M（編）. インターディシプリナリー治療計画 改訂版. プリンシプル，デザイン，インプリメンテーション. 東京：クインテッセンス出版，2010.

［3］Fradeani M, Barducci G. Esthetic rehabilitation in fixed prosthodontics. Volume 1:Esthetic analysis:A systematic approach to prosthetic treatment. Chicago:Quintessence, 2004.

［4］Goldstein RE. Esthetics in Dentistry. Hamilton；BC Decker, 1998.

［5］Hinds KF. Custom impression coping for an exact registration of the healed tissue in the esthetic implant restoration. Int J Periodontics Restorative Dent 1997 Dec；17（6）：584 - 591.

［6］Kois JC, Spear FM. Periodontal prosthesis: creating successful restorations. J Am Dent Assoc 1992 Oct；123（10）：108 - 115.

［7］Magne P. Bonded porcelain restorations. Chicago:Quintessence, 2002.

［8］Rufenacht CR. Fundamentals of esthetics. Chicago:Quintessence, 1990.

［9］Seibert JS, Cohen DW. Periodontal considerations in preparation for fixed and removable prosthodontics. Dent Clin North Am 1987 Jul；31（3）：529 - 555.

［10］Shavell HM. Mastering the art of tissue management during provisionalization and biologic final impressions. Int J Periodontics Restorative Dent 1988；8（3）：24 - 43.

［11］Spear FM, Kokich VG, Mathews DP. Interdisciplinary management of anterior dental esthetics. J Am Dent Assoc. 2006 Feb；137（2）：160 - 169.

［12］Tarnow DP, Magner AW, Fletcher P. The effect of the distance from the contact point to the crest of bone on the presence or absence of the interproximal dental papilla. J Periodontol 1992 Dec；63（12）：995 - 996.

［13］Winter RR. Interdisciplinary treatment planning:why is this not a standard of care? J Esthet Restor Dent 2007；19（5）：284 - 288.

［14］伊藤公一，岩田健男，小谷田仁. 審美歯科. 臨床基本テクニック. 東京：クインテッセンス出版，1994.

［15］茂野啓示，小濱忠一，土屋賢司（編）. 補綴臨床別冊／ボンディングレストレーション. 2002.

［16］桑田正博. 金属焼付ポーセレンの理論と実践—クラウン　ブリッジ製作のために. 東京：医歯薬出版，1989.

［17］土屋賢司. 審美性の確保. 歯科医療 1998；12（3）：29 - 36.

［18］土屋賢司. 前歯部の審美修復を再考する. the Quintessence 1999；18（7）：39 - 47.

［19］土屋賢司. インターディシプリナリーチームアプローチ. Quintessence dent IMPLANT 2001.

［20］土屋賢司. 修復治療における審美回復へのエッセンス. the Quintessence 2001；20（7）：46 - 54，20（8）：46 - 55.

［21］土屋賢司. 歯冠修復物を必要としない生物学的歯冠修復治療. 歯科技工 2002；30（11）：1355 - 1368.

［22］土屋賢司. 順序立てた診査　診断と設計により歯冠修復物を Minimal Interventionとして活かした2症例. 歯科技工 2002；30（12）：1503 - 1516.

［23］土屋賢司，土屋覚，植松厚夫. 座談会① 高度な審美修復のためにチェア–ラボ間で何が行なわれているか（オールセラミックス編）. QDT別冊YEAR BOOK 2002：14 - 45.

［24］土屋賢司，土屋覚（編）. 歯科技工別冊／ラミネートベニアテクニック. 2003.

［25］土屋賢司，土屋覚. Interdiscplinary dentofacial therapy. QDT 2003；28（3）：3 - 7.

［26］土屋賢司，土屋覚. 診査　診断を重視した審美修復. QDT 2004；29（6）：3.

［27］土屋賢司. コンポジットレジンおよびラミネートベニアによる審美修復. 補綴臨床 2005；38（1）：7 - 13.

［28］土屋賢司. オベイトポンティックの長期経過報告とその考察. the Quintessence 2005；24（7）：167 - 172.

［29］土屋賢司，瀬戸延泰，千葉豊和. 歯冠修復治療における基本原則を理解する. 補綴臨床 2006；39（5）：496 - 506.

［30］土屋賢司. Advanced Technique for Severe Case. チェアサイドにおけるレストレーションワークス.［1］支台歯形成. the Quintessence 2009；28（10）：52 - 59.

［31］土屋賢司. Advanced Technique for Severe Case. チェアサイドにおけるレストレーションワークス.［2］プロビジョナルレストレーション. the Quintessence 2009；28（11）：115 - 120.

［32］土屋賢司. Advanced Technique for Severe Case. チェアサイドにおけるレストレーションワークス.［3］印象採得. the Quintessence 2009；28（12）：81 - 86

［33］土屋賢司. 包括的治療戦略. 修復治療成功のために. 東京：医歯薬出版，2010.

［34］宮下邦彦. カラーアトラス. X線解剖学とセファロ分析法. 東京：クインテッセンス出版，1986.

［35］山﨑長郎，本多正明. 臨床歯周補綴. 東京：第一歯科出版，1990.

［36］山﨑長郎，本多正明. 臨床歯周補綴Ⅱ. 東京：第一歯科出版，1992.

［37］山﨑長郎. 審美修復治療. 複雑な補綴のマネージメント. 東京：クインテッセンス出版，1999.

［38］山﨑長郎（監修）. 歯科臨床のエキスパートを目指して. Vol.1 コンベンショナルレストレーション. 東京：医歯薬出版，2004.

［39］山﨑長郎（監修）. 歯科臨床のエキスパートを目指して. Vol.2 ボンディッドレストレーション. 東京：医歯薬出版，2006.

［40］山﨑長郎. エステティッククラシフィケーションズ. 複雑な審美修復治療のマネージメント. 東京：クインテッセンス出版，2009.

附录　著者推荐的器械&本书中使用的材料

车针套装 ①

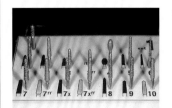

SJCD 车针

持久耐磨，拥有良好的切削力，是可以应对各种修复治疗的套装。

显微镜 ②

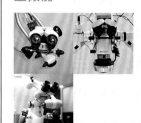

DENTA300/UNIVERSA300

笔者医院使用的显微镜。在进行更精细、更精密的操作时经常会使用到。

放大镜 ③

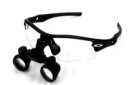

Surgitel

使用Oakley的镜架，轻巧而且时尚。现在还可以按照瞳孔间距离以及物距定制放大镜内嵌于镜片上，使产品更轻便。

放大镜 ④

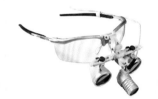

Heine

景深比较深，视野广且亮。属于新一代放大镜。

高频电刀 ⑤

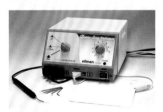

ellman DENTSURGI

在精备边缘、制取印模时用来修整牙龈内缘，刀头纤细，便于切割，适合用于精细部位的操作。

电马达 ⑥

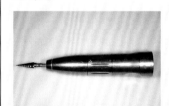

直手机（电马达）

为确保修整暂时性修复体时的操作足够精细，建议使用高扭力、稳定性良好的马达，此商品在这方面很优秀。

7 钨钢磨头

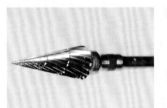

KT 磨头

尖部设计得很细，可以切削各种角度，使用此磨头之后，只需要抛光就可以完成暂时性修复体的制作。

8 自凝树脂　　　　　粘接用树脂水门汀

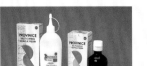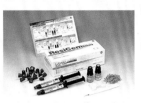

PROVINICE（左）/ ResiCem（右）

流动性好，重衬后多余的树脂可以一起取下，比较方便。

粘接效果好，脱落频率极低的水门汀。

9 自凝树脂

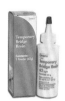

Temporary Bridge Resin

流动性非常好的自凝树脂，在重衬时，暂时性修复体的上浮概率比较小。固化后具有高强度，在修整边缘形态时不会发生折裂。

10 树脂堆塑

毛笔

重衬时使用毛笔堆塑自凝树脂。毛笔尖非常细，适合堆塑精细部位。

11 口腔用分离剂

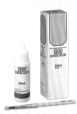

TOKUSO RESIN SEPARATOR

笔者主要作为重衬暂时性修复体时的分离剂使用。重衬后的表面光滑，具有良好的操作性。

12 探针

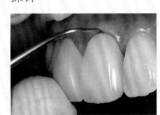

探针（3A）

比一般的探针更尖、更细，适合于确认修复体的边缘。

13

透明暂时粘接剂

tempolink clear

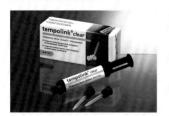

在暂时粘接贴面等薄的暂时性修复体时，不会引起色调的变化，非常好用。

14

纤维桩

纤维桩系统

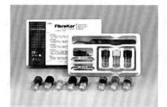

3种直径，适合各种不同粗细的根管。纤维含量丰富，弹力高，同时具有理想的强度。

15

排龈线

NESCOSUTURE® 丝线

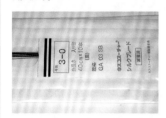

一次排龈时，排龈线的下部位于牙周袋底，如果有纤维残留会引起牙龈的炎症，因此使用不产生纤维的丝线（笔者使用3-0）。

16

排龈线

Ultrapak排龈线

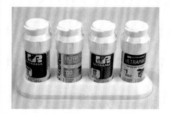

笔者一般使用比一次排龈线稍微粗一些的"000"排龈线。使用前用TD Zett Jelly（口内局部止血剂）浸润4~5分钟效果更好。

17

排龈线

SURE-Cord

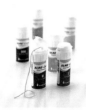

有6种不同直径，笔者一般使用"000"的排龈线。该排龈线容易被止血剂浸润，也容易压入龈沟。

18

口内局部止血剂

TD Zett Jelly

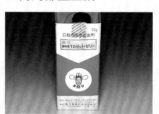

止血剂为凝胶状，易于浸润排龈线。具有止血作用，使牙龈收缩，防止在取出二次排龈线时的出血。

超亲水性硅橡胶 **19**

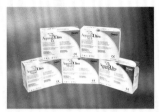

Aquasil

良好的亲水性，使印模材更容易进入龈沟。重体与轻体易于混合，制取的印模表面光滑。

印模材　　　　　　自粘接型脂水门汀粘接 **20**

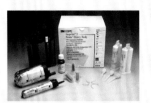 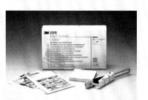

3M ESPE Imprint™ 3 Impression Material （左）/ Unicem（右）

流动性良好，轻体与重体之间极易混合。固化后有足够的硬度、极小的变形以及良好的复制效果。

粘接剂自身具有酸蚀处理效果，不需要对基牙做酸蚀处理。在初期固化阶段可以很容易地去除多余的粘接剂。

Procera **21**

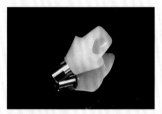

Procera System

在制作种植体上部结构时，可以完成与天然牙形态相近的基台。

成型树脂 **22**

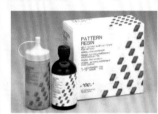

成型树脂

极小的收缩变形，在堆塑时的操作也比较容易。

牙科用瓷块 **23**

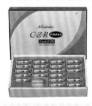

Cerabien ZR PRESS

压铸温度在1000℃左右，比一般的压铸瓷块的熔点要高，因此可以对应其他饰瓷。

牙科压铸成型用瓷块 **24**

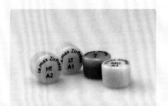

IPS e.max ZirPress

压铸温度在900℃左右，耐磨性与天然牙相仿，被认为是对天然牙十分安全的材料。

图文编辑

王　辉　王玉林　杨　春　杨志强　于英楠　张秀月　林铭新　蔡贤华　夏平光　黄卫兵

丁　然　胡　昊　吴　刚　熊承杰　黄　明　施立奇　王华松　魏世隽　陈　磊　汪国栋

兰生辉　康　辉　姚年伟　齐风宇　肖　艳　彭　闯　伏建斌　郑哲甲　邓海涛

Translation from the Japanese language edition:
イラストレイテッド歯冠修復アドバンステクニック
by 土屋賢司
Copyright © 2011 Quintessence Publishing Co., Ltd

© 2017，简体中文版权归辽宁科学技术出版社所有。

本书由Quintessence Publishing Co., Ltd授权辽宁科学技术出版社在中国出版中文简体字版本。著作权合同登记号：第06-2014-114号。

图书在版编目（CIP）数据

图解牙冠修复高级技巧 /（日）土屋贤司著；黄河主译. —沈阳：辽宁科学技术出版社，2017.8（2021.6重印）

　　ISBN 978-7-5591-0278-2

　　Ⅰ. ①图…　Ⅱ.①土…　②黄…　Ⅲ.①牙体—修复术　Ⅳ.①R781.05

中国版本图书馆CIP数据核字（2017）第127034号

出版发行：辽宁科学技术出版社
　　　　　（地址：沈阳市和平区十一纬路25号　邮编：110003）
印 刷 者：辽宁鼎籍数码科技有限公司
经 销 者：各地新华书店
幅面尺寸：210mm×285mm
印　　张：8.5
插　　页：4
字　　数：200千字
出版时间：2017年8月第1版
印刷时间：2021年6月第3次印刷
责任编辑：陈　刚
封面设计：袁　舒
版式设计：袁　舒
责任校对：尹　昭

书　　号：ISBN 978-7-5591-0278-2
定　　价：198.00元

投稿热线：024-23280336
邮购热线：024-23284502
E-mail:cyclonechen@126.com
http://www.lnkj.com.cn